HOMEOPATHIE

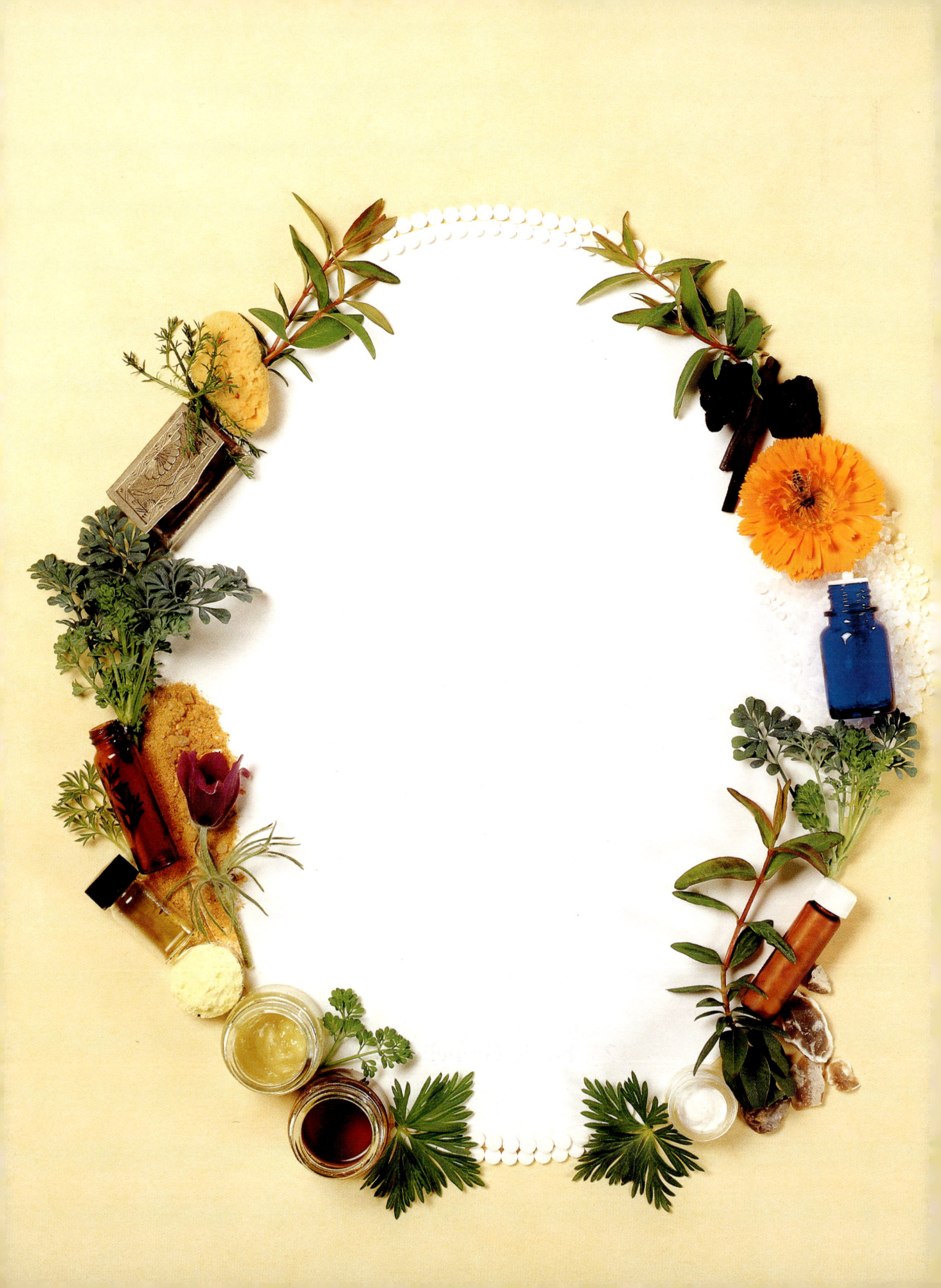

HOMEOPATHIE

Le guide pratique
de la santé au quotidien

Robin Hayfield

FRANCE LOISIRS
123, bd de Grenelle, Paris

Rédaction	Steve Parker
Maquette	Ellen Moorcraft
Illustrations	Sally Launder Wayne Ford/Wild Life Agency
Recherche iconographique	Kate Duffy
Responsable éditorial	Pip Morgan
Direction	Joss Pearson Patrick Nugent

Titre original : *Homeopathy, a Practical Guide to Everyday Health Care*

Édition du club France Loisirs, Paris
avec l'autorisation des Éditions Gaia Books Limited

Traduction	Elina Corvin-Thilloy
Relecture scientifique	Dr Jocelyne Gréco
Secrétaire d'édition	Catherine Pelché

ISBN 2.7242.5985.8
N° Editeur 26265
Dépôt légal septembre 1995

COMMENT UTILISER CET OUVRAGE

Ce guide pratique de l'homéopathie peut être utilisé diversement selon vos besoins et votre définition de la santé et de la maladie. Vous trouverez, page suivante, la table des matières ainsi qu'un index complet pp. 141-143.

L'introduction décrit les principes de l'homéopathie en tant que technique de traitement ainsi que son évolution dans sa forme moderne. Les informations d'ordre général concernant l'automédication, les granules et les indications thérapeutiques figurent pp. 16-17.

Le chapitre 1, *La santé et le bien-être*, traite des aspects importants de la santé dans notre monde moderne, tels que régimes, modes de vie, médicaments, effets du stress ainsi que du rôle fondamental du système immunitaire.

Le chapitre 2, *Indications thérapeutiques destinées aux enfants : les différentes typologies*, répond à vos questions relatives aux traitements homéopathiques spécifiquement adaptés aux enfants. Ce chapitre se réfère plus à l'enfant lui-même, du point de vue de sa personnalité et de sa constitution, qu'aux symptômes de la maladie elle-même.

Le chapitre 3, *Le traitement des maladies les plus courantes*, se présente comme un guide qui vous permet d'identifier et de soigner plus d'une cinquantaine de cas, allant de la grosse fièvre à la dépression nerveuse. Vous trouverez des indications générales sur le mode d'emploi de l'ouvrage, pp. 48-51 ; la page 53 est consacrée à la liste des maladies.

Le chapitre 4, *Le guide des remèdes*, décrit une soixantaine de substances couramment utilisées en homéopathie, y compris celles citées au chapitre 3. La nomenclature des remèdes se trouve p. 99.

La trousse d'urgence homéopathique, pp. 138-139, décrit quelques-unes des substances de base sélectionnées pour leur facilité d'administration et donne des indications sur leur posologie et leur conservation.

TABLE DES MATIÈRES

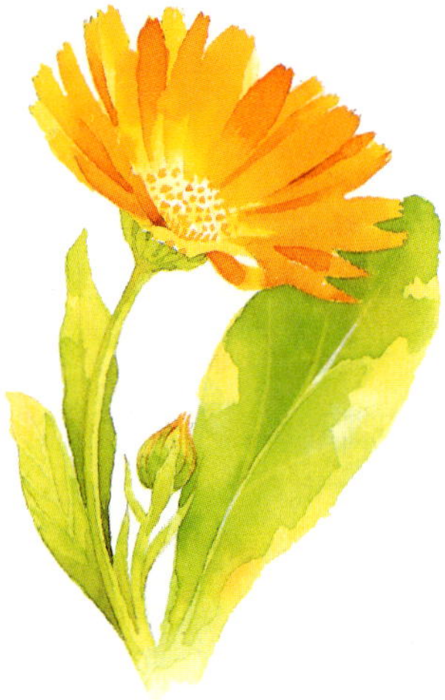

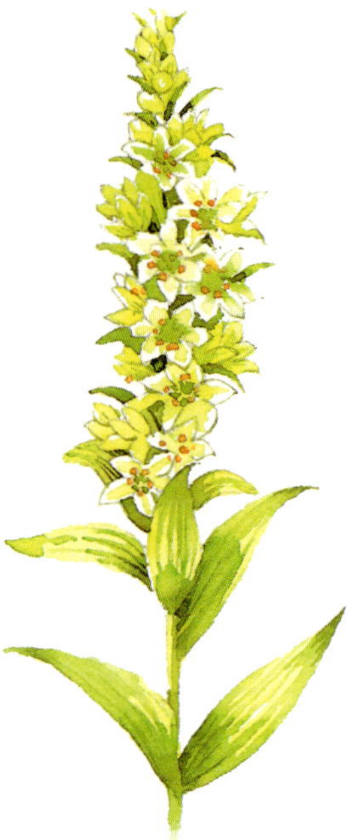

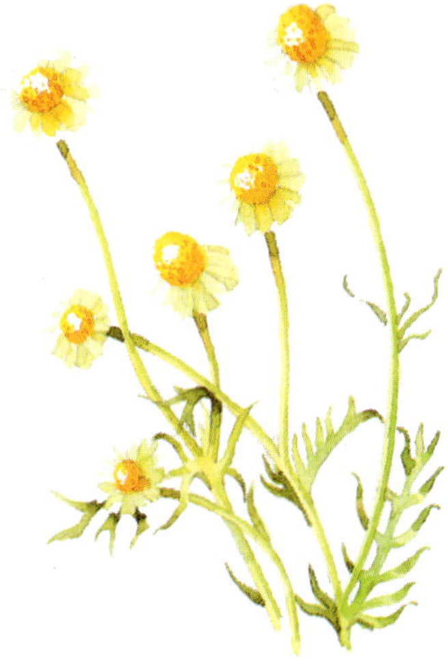

Introduction

Qu'est-ce que l'homéopathie?

L'homéopathie est une thérapeutique médicale qui a pour ambition de soulager, traiter et guérir le mal. Elle se définit comme une méthode douce, sans danger, pratique et facile à mettre en application. L'homéopathie a pu démontrer son efficacité aussi bien sur les adultes, les bébés et les enfants, que sur les animaux. L'action indéniable de l'homéopathie repose sur un traitement en profondeur de l'organisme pendant une période variable.

La base de l'homéopathie se résume à un principe d'une grande simplicité dit « loi de similitude » et qui constate que toute substance nocive s'avère parallèlement curative, pour autant qu'elle soit administrée en quantité suffisamment faible pour être rendue inoffensive.

« *Simila similibus curantur* - Les semblables se guérissent par les semblables. »

Pour le médecin et chimiste allemand Samuel Hahnemann (1755-1843), fondateur de l'homéopathie moderne, cette maxime résume à elle seule les principes fondamentaux de sa nouvelle conception de la médecine.

De l'importance des symptômes

La « loi de similitude » est clairement illustrée par l'exemple du remède homéopathique Belladona (voir p. 104) extrait de la belladone qui est une plante très vénéneuse (famille des solanacées), commune en Europe. La belladone se présente sous la forme d'une herbe buissonnante à feuilles vert foncé et longues campanules de couleur pourpre ; elle privilégie les sols calcaires et s'épanouit dans les haies, les bosquets ou les sous-bois.

Les enfants des campagnes savent qu'il ne faut pas toucher aux fruits de la belladone qui ont l'aspect de belles baies luisantes et appétissantes, plus toxiques encore que son feuillage. L'ingestion d'une ou deux baies entraîne une série de violents symptômes caractéristiques, d'une extrême gravité, essentiellement centrés au niveau de la tête. Ils peuvent se manifester par une migraine accompagnée de photosensibilité, par une forte

Le Symphytum extrait de la consoude est un remède homéopathique utilisé pour favoriser la consolidation des fractures.

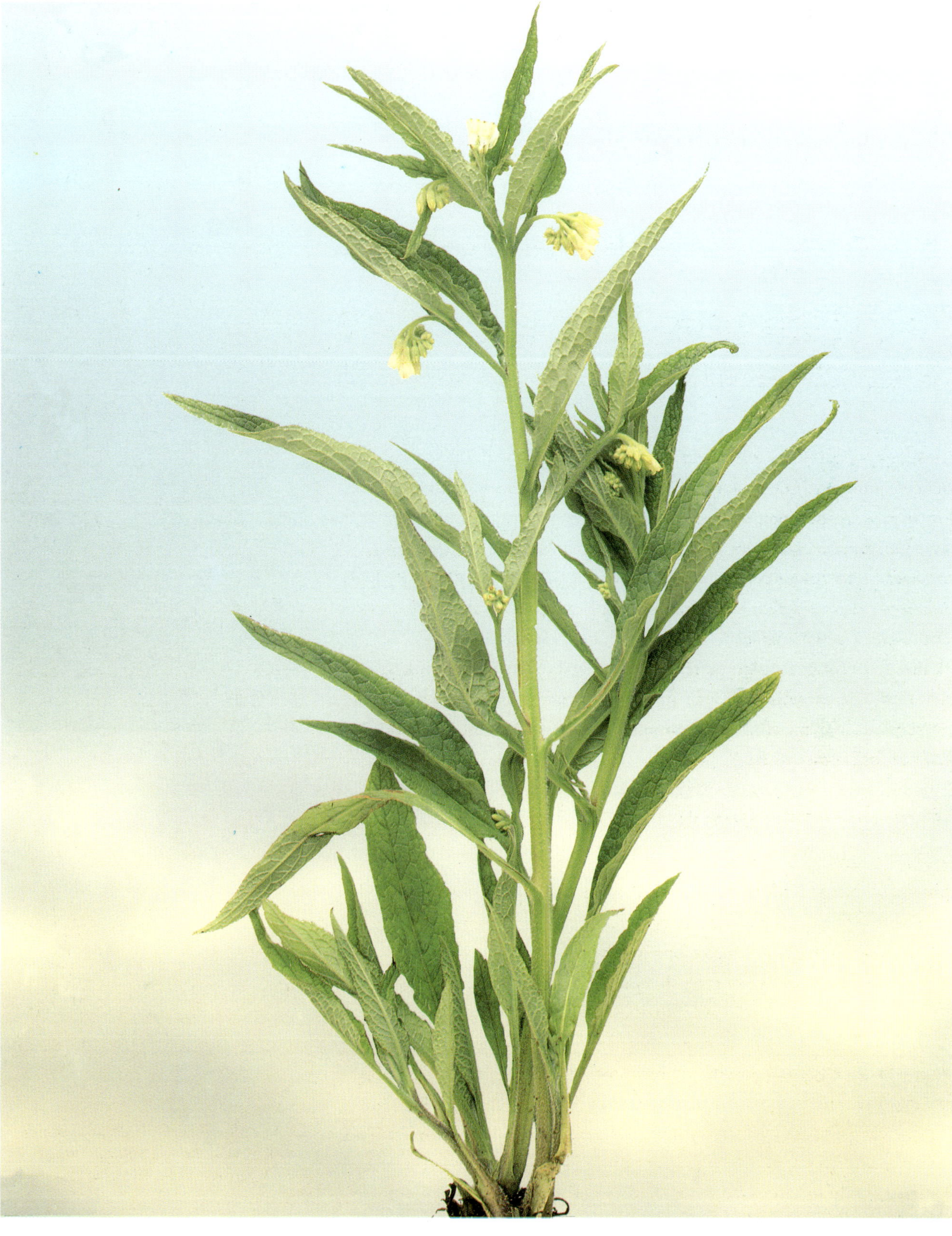

fièvre allant parfois jusqu'au délire, par un visage congestionné, des palpitations et une accélération du rythme cardiaque, par un dessèchement et des tiraillements de la peau, par une dilatation des pupilles et de l'exophtalmie (yeux exorbités). Mais malgré la fièvre, la sensation de soif n'augmente pas notablement.

Le nom de *belladone* (« belle dame ») lui sied parfaitement car c'est une beauté fatale. Notons que trois ou quatre baies seulement suffiraient à terrasser un organisme.

Des vertus bénéfiques

La toxicité de la belladone en faisait bien entendu une plante à éviter. C'était sans tenir compte du principe fondateur de l'homéopathie et de la « loi de similitude » qui laissait supposer que ce végétal devait aussi receler quelques vertus. Certaines grandes dames italiennes l'avaient déjà remarqué. À l'époque de la Renaissance, elles avaient en effet pour habitude de se verser quelques gouttes d'un extrait végétal dans les yeux pour que leurs pupilles se dilatent, ce qui leur donnait un regard particulier, jugé très séduisant. Et c'est ainsi que la plante utilisée fut baptisée *Belladona* ou *Atropa belladona* dans la nomenclature scientifique.

Mais le pouvoir réel de la belladone ne s'arrête pas là. La substance une fois « maîtrisée », et mise aux normes homéopathiques, est utilisée pour combattre les symptômes observés lors de sa présence en surdose dans un organisme sain.

Pratiquement, si vous êtes brutalement pris d'une très forte fièvre accompagnée d'une sensation de congestion, de tiraillement et d'une extrême sécheresse de l'épiderme facial, le tout s'accompagnant d'une violente migraine, vous prendrez rapidement le remède homéopathique Belladona car l'ensemble des symptômes que vous développez s'apparente point par point à un empoisonnement par la belladone. Quelle que soit l'origine du mal, le remède Belladona qui présente un dosage parfaitement inoffensif contribue à vous soulager, en éliminant les symptômes et en vous faisant recouvrer la santé.

Histoire de l'homéopathie

Les fondements de l'homéopathie remontent au moins à 2 500 ans. C'est Hippocrate, le « père de la médecine » de la Grèce antique, qui en formula les premiers principes.

Pourtant l'homéopathie n'est utilisée en tant que méthode thérapeutique

La « loi de similitude »

Les principes de l'homéopathie étaient déjà connus des Grecs de l'Antiquité. Le terme même d'*homéopathie* a été créé par la juxtaposition de deux termes de grec ancien : *homeo* (ou *omio*), qui signifie le même ou le semblable, et *pathos* qui désigne la douleur ou la souffrance.
Par homéopathie il faudrait donc littéralement comprendre « souffrance similaire », notion que résume le fameux principe de la « loi de similitude », cher aux homéopathes.

que depuis environ 200 ans. Le médecin et chimiste allemand Samuel Hahnemann (1755-1843) redécouvrit les principes et les lois de l'homéopathie. Il les explicita et les formula jusqu'à concevoir une méthode très proche de l'homéopathie d'aujourd'hui. S. Hahnemann est considéré à juste titre comme le fondateur de l'homéopathie moderne.

Il exposa la base de sa philosophie homéopathique dans un ouvrage intitulé *L'Organon*, qu'il publia pour la première fois en 1810 ; il en révisa les six éditions ultérieures. Cet ouvrage a toujours valeur de référence pour les homéopathes d'aujourd'hui. Durant sa longue existence, Hahnemann décrivit une centaine de remèdes qui, pour la plupart, constituent encore le fonds de la pharmacopée homéopathique actuelle.

L'homéopathie s'est beaucoup développée depuis l'époque de Hahnemann et s'est largement diffusée auprès du public ; il n'en reste pas moins que la philosophie d'ensemble et sa pratique demeurent l'émanation de la pensée géniale d'un seul homme et des expériences qu'il a conduites.

L'intuition de Hahnemann

Hahnemann avait suivi des études médicales. Il perdit rapidement ses illusions et s'insurgea contre les méthodes de l'époque, à la fois sommaires, cruelles, dangereuses et peu scientifiques. Les saignées, trop importantes et souvent fatales, l'usage abusif de drogues toxiques (telles que le mercure), représentaient l'essentiel des soins. On peut aller jusqu'à dire que le mal était souvent préférable à son traitement.

Hahnemann décida finalement de s'éloigner un temps de la médecine. Il put gagner sa vie et pourvoir à l'entretien de sa famille grâce à son impressionnant talent linguistique car il écrivait, traduisait et s'exprimait couramment en cinq langues. Il mit également cette période à profit pour concevoir une nouvelle méthode de traitement, à la fois moins violente, plus efficace et qui prenait en compte les vertus ancestrales de l'hygiène et du bon air.

Son propre «cobaye»

En 1791, Hahnemann avait entrepris la traduction d'un article en anglais consacré à l'effet d'une écorce péruvienne, le quinquina, sur le paludisme. Cette propriété éveilla la curiosité de Hahnemann qui voulut expérimenter sur lui-même en en consommant de petits fragments d'écorce. Il ne tarda pas à développer toute une série de symptômes, palpitations, somnolence, alternance de fièvre et de frissons et transpiration abondante. Chaque vague de symptômes durait deux ou trois heures pour réapparaître à intervalles réguliers.

Hahnemann présentait tous les symptômes d'une crise de paludisme, sans pour autant avoir contracté la maladie. Les malaises disparurent d'ailleurs dès qu'il cessa de consommer l'écorce. Il avait ainsi trouvé le remède homéopathique China (voir p. 110) et redécouvert par l'expérimentation la « loi de similitude » (voir p. 11). À partir de là, il en déduisit que l'écorce de quinquina devait renfermer quelque mystérieuse substance capable de reproduire exactement le modèle des symptômes provoqués par la malaria, tout en ayant également le pouvoir de traiter la maladie elle-même.

Les substances expérimentées - les « provings »

Hahnemann testa alors toutes sortes de substances qui lui semblaient avoir des qualités thérapeutiques. Il essaya sur lui-même, sur des amis ou des collègues, plus d'une centaine de substances et releva méthodiquement les résultats constatés dans le but d'en faire des remèdes. La démarche systématique qui consiste à tester une substance sur un organisme sain et à observer les signes cliniques est connue sous le nom de « proving ».

Plus de 2 000 nouveaux provings ont été expérimentés depuis l'époque de Hahnemann. Les homéopathes n'utilisent en fait que quelques centaines de remèdes.

Les symptômes induits par ces substances ont été décrits, classés puis regroupés dans un recueil, le *Materia Medica*. Ce lexique a été réactualisé plusieurs fois depuis sa première parution par plusieurs auteurs. L'homéopathe se réfère toujours aux deux ouvrages essentiels que sont le *Materia Medica* et sa nomenclature annexe.

Dynamisation et dilution, les constantes

Bien qu'il ait redécouvert la « loi de similitude » fondamentale de l'homéopathie, Hahnemann, ne parvenait pas à résoudre un grave problème. En effet, beaucoup de substances utilisables en tant que remèdes s'avéraient très toxiques même à dose minime. Pour pallier cet inconvénient, Hahnemann eut enfin l'idée d'en faire des solutions très diluées. En scientifique expérimenté et pharmacien émérite il veilla tout particulièrement à ce que les remèdes soient toujours parfaitement purs à tous les degrés de dilution. Les solutions étaient si diluées que tout effet semblait rendu improbable. La teneur en substance-mère des solutions obtenues était si

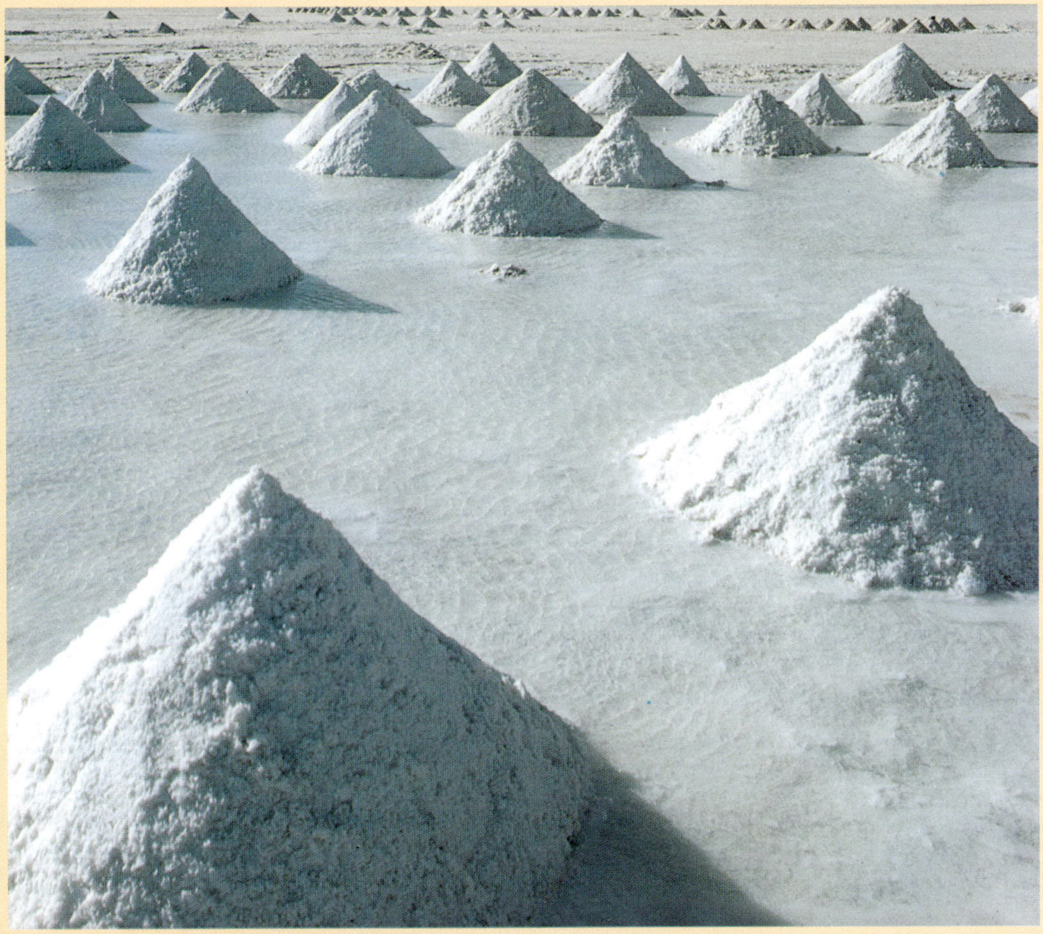

Le remède Natrum muriaticum n'est autre que du sel marin. C'est un des remèdes les plus importants dans le traitement des traumatismes émotionnels et affectifs.

faible qu'il n'en existait pratiquement plus aucune trace tangible ! Hahnemann imagina par ailleurs une méthode originale qui consistait à secouer énergiquement la dilution. Ainsi potentialisé et « dynamisé », le remède tirait alors le maximum d'énergie curative de la substance-mère. L'alternance dilution/dynamisation à chaque stade de préparation s'appelle la potentialisation.

Une formule codée

Les remèdes homéopathiques sont généralement disponibles en tubes de granules (voir page 138). Sur chaque tube une étiquette indique le nom du remède accompagné d'un chiffre et de lettres : Arnica 6CH par exemple. Le chiffre renvoie au nombre de dilutions successives de la substance. Pour CH = 100 par exemple, il faut comprendre qu'à chaque dilution/dynamisation, 1/100 de la solution antérieure a été dissoute dans 99/100 d'eau ou d'alcool. La lettre X renvoie à 10 en chiffre romain, ce qui équivaut à une dilution de 1 pour 10 (décimale) ; la lettre M équivaut, elle, à une dilution de 1 pour 1000 (millésimale).

La combinaison chiffre/lettres donne une idée de la « force » ou de l'« intensité » de la préparation.

Dans l'exemple de l'Arnica 6CH, la substance-mère d'Arnica (voir p. 103) a tout d'abord été diluée dans 100 fois son volume d'alcool, puis dynamisée. Ce même processus a ensuite été répété 5 fois, si bien que la solution finale ne renferme plus que 1/ 1 000 000 000 000 (soit 1 bilionième) de la substance-mère d'Arnica.

Quel est le principe d'action de l'homéopathie ?

Si la dilution dépasse le degré 9CH, il n'y aurait statistiquement, et en probabilité, plus aucune chance de trouver trace d'une seule molécule de substance dans la préparation. Le remède ne renferme donc aucun élément décelable en tant que tel, si bien qu'il ne peut pas avoir d'incidence directe sur l'organisme. Pourtant d'innombrables cas répertoriés démontrent bien l'efficacité des remèdes homéopathiques. Il y aurait donc quelque chose au-delà du détectable, ce qui nous fait entrer de plain pied dans le domaine de l'énergie pure. Tout se passe comme si le remède conservait la « mémoire » de la substance-mère sous une forme énergétique et qui agirait dans l'organisme sur un « quelque chose » de mystérieux et d'indéterminé.

Échelles de potentialité

Le mécanisme dilution/dynamisation par lequel le remède potentialise son action peut théoriquement se reproduire à l'infini.
En pratique, les remèdes homéopathiques sont disponibles en dilutions standard échelonnées par gradations successives : 6CH, 30CH, 200CH, 1 M (= 1 000CH), 10 M et même plus. Les préparations 6CH et 30CH sont parfaitement adaptées à l'automédication. Les dilutions supérieures sont de préférence réservées aux praticiens spécialistes car, paradoxalement, les solutions les plus diluées sont les préparations les plus efficaces et les plus puissantes.

La force vitale

Hahnemann avait donné le nom de *force vitale* à ce mystérieux « quelque chose », esprit ou « vecteur invisible » qui, parmi d'autres facteurs, contrôle et régit les mécanismes d'autodéfense de l'organisme (voir p. 18).

Cette force vitale, efficace et intelligente, se mobilise pour préserver la santé de l'organisme. La maladie n'apparaît que pour de bonnes raisons. Un banal rhume par exemple est pour l'organisme un mode d'élimination des toxines lui permettant de retrouver son équilibre. Une fièvre indique quant à elle que le corps combat une infection et brûle ses impuretés, tout comme le fumier dégage de la chaleur en consumant les déchets. Les maladies de peau peuvent être considérées comme un moyen pour l'organisme de tenir les affections le plus loin possible des organes vitaux. Les crèmes classiques non homéopathiques à base de produits chimiques contrarient ce phénomène et repoussent les affections de l'extérieur vers l'intérieur du corps.

Les maladies aiguës et chroniques

En général la force vitale résout très facilement les problèmes auxquels l'organisme est confronté. Cette force les fait émerger, quand elle le peut, sous la forme d'une affection aiguë (de courte durée) ou encore, si elle n'en est pas capable, sous forme d'une affection chronique moins violente (de longue durée).

Il arrive toutefois que la force vitale - et par conséquent votre corps - soit comme bloquée. Vous attrapez rhume sur rhume, vous ne vous débarrassez pas d'un asthme chronique, vous souffrez d'ulcères persistants ou pouvez même être atteint d'un cancer ou d'une maladie cardiaque. La force vitale fait ce qui est en son pouvoir et tente de limiter les dégâts. Mais il est possible que cela débouche sur une crise aiguë ou sur un problème chronique apparemment incurable.

C'est alors le moment de faire appel à une aide extérieure et à l'homéopathie d'intervenir.

La signification des symptômes

La médecine classique compare les symptômes à des ennemis qu'il faut absolument éliminer et ne s'attaque pas à la racine du mal.

L'homéopathie les considère comme des signes cliniques révélateurs d'un problème. Les symptômes permettent également de déterminer la nature du traitement (tel qu'un repos ou une adaptation du régime de vie), ainsi que le remède homéopathique à administrer.

Un bon homéopathe s'apparente donc à un bon détective. Il observe, constate et tente de déterminer le bon remède à prescrire à la lecture des symptômes. Il répertorie les symptômes de la maladie ainsi que la manière dont ils s'expriment dans l'organisme considéré, sans négliger les caractéristiques physiques ainsi que la personnalité de l'individu. Cette image globale des symptômes s'inscrit dans le point de vue holistique, fondamental en homéopathie.

L'homéopathie « coup de fouet »

Quand vous souffrez d'une maladie chronique ou résistante, votre batterie est comme à plat. Vous ne pourrez pas « redémarrer » sans un nécessaire « coup de fouet » que vous communiquera une autre batterie en charge.
Et c'est ainsi que fonctionne l'homéopathie ; en transmettant une impulsion à l'organisme. Le « similaire » (ou remède homéopathique approprié) agit en stimulant les forces vitales et le système d'autodéfense de l'organisme et vous fait rapidement recouvrer la santé.

L'individualité

Nous sommes tous des malades différents, même quand la maladie est commune. Quelques personnes se sentiront mieux dans une atmosphère fraîche et ventilée alors que d'autres préfèreront la chaleur et le confiné, alors qu'elles souffrent du même mal. Certains enfants auront besoin de câlins et de contact physique alors que d'autres seront hostiles et ne se laisseront pas approcher !

Ce sont là différentes expressions d'une défaillance des forces vitales. L'étude de la globalité des symptômes détermine la nature du remède approprié. L'homéopathie prend ainsi en compte notre individualité en la rattachant à une globalité. Pour traiter une affection il faut trouver le remède qui corresponde à l'ensemble des symptômes développés par l'individu considéré. Moyennant quoi, le même remède peut traiter différents maux, s'il est bien adapté à l'individualité en question.

L'automédication, ou comment utiliser soi-même l'homéopathie

Il est conseillé de consulter un homéopathe pour les maladies chroniques et les problèmes graves. Mais vous pouvez tout à fait traiter vous-même les petits incidents mineurs de santé et les cas d'urgence.

• *Accidents sans gravité.* Coupures peu profondes ou petites blessures se soignent aisément. Appliquer une crème à l'Arnica sur les contusions ou un baume au Calendula pour les coupures et les écorchures (voir pp. 87 et 88). Le traitement d'urgence est généralement efficace et très rapide.

• *La prise en compte de l'individualité.* Le traitement de certaines petites maladies peut exiger plus de réflexion. Il vous faudra notamment envisager les caractéristiques individuelles de la personne concernée. Les enfants, et certains adultes, ont des tempéraments bien marqués qui nécessitent un

traitement constitutionnel axé sur la typologie (voir p. 32).
• *Les petites maladies et leurs remèdes.* Déterminez le problème en vous référant au chapitre des maladies les plus courantes (voir p. 53) ; elles y sont toutes décrites avec leurs remèdes afférents. Quand vous avez trouvé le remède approprié vous pouvez procéder à un deuxième contrôle en consultant le profil individuel des symptômes, dans l'index des remèdes (voir p. 99).
• *Les remèdes inadaptés.* Ne vous inquiétez pas si vous pensez n'avoir pas choisi le bon remède. L'homéopathie ne présente pas de danger, et il n'existe pas d'effets secondaires, ce qui est bon à savoir quand un enfant a mis la main sur un tube. Si le remède choisi n'a pas d'efficacité, essayez-en un autre qui s'en rapproche le plus dans la liste.
• *Le changement de remède.* Pour traiter une urgence, un remède peut s'administrer tous les quarts d'heure et vous pouvez en changer si le premier s'avérait inefficace. Dans les autres cas, il est préférable d'attendre quelques heures ou le lendemain avant de modifier la posologie.
• *La poursuite d'un traitement.* Si vous constatez que le remède vous réussit et si l'ensemble des symptômes demeure inchangé, conservez le même remède ou recommencez le traitement complet à zéro si nécessaire (dosages en pp. 48-51).
• *La méthode douce.* Servez-vous de l'homéopathie avec pondération. Ayez toujours à l'esprit que vous tentez d'aider votre corps à se soigner. Dès que vous commencez à vous sentir mieux, à percevoir une bonne réaction de votre organisme, il est sage de faire preuve de patience et d'attendre tranquillement. Vous n'interviendrez à nouveau que si vous ressentez un « blocage ». En cas de doute, mobilisez votre force vitale intérieure ou demandez conseil.
• *Les maladies non concernées.* L'homéopathie peut être utilisée pour un grand nombre de maladies symptomatiques. Elle ne convient pas au traitement des problèmes mécaniques (douleurs articulaires ou lombaires), des très graves blessures ou d'autres cas difficiles.
• *Les avantages.* L'homéopathie est une méthode douce, pratique, sans danger ni effets secondaires. Les enfants et les animaux y sont particulièrement réceptifs. Les remèdes sont par ailleurs très faciles à trouver (voir p. 139).

L'homéopathie s'exerce comme un art autant que comme une science. Elle passionne, donne de bons résultats et rencontre un intérêt toujours croissant.

Chapitre 1

La santé et le bien-être

Le corps humain est un système complexe magnifiquement conçu. Il obéit aux instructions du plus intelligent des ordinateurs qu'est le cerveau. L'ensemble est partiellement régi par une pré-programmation génétique héréditaire. Le corps humain est apte à acquérir d'immenses quantités d'informations et peut s'adapter à toutes sortes de situations.

Mais il arrive quelquefois que le corps soit malade ou présente quelque dysfonctionnement. Il met alors en action un processus interne d'autodéfense parfaitement adapté de lutte contre le mal. Ce mécanisme réussit la plupart du temps mais peut aussi échouer dans quelques cas rares ; en raison de gènes défectueux, d'un accident grave ou peut-être encore d'une absence de soins prolongée. Quand le corps montre des signes de faiblesse et se retrouve dans une impasse il a besoin d'une aide extérieure.

L'homéopathie représente une de ces aides. C'est une méthode de traitement qui respecte le corps en tant que système dans sa complexité et sa fragilité. Quand elle est utilisée judicieusement, l'homéopathie contribue à faire sauter les blocages et donne une impulsion nouvelle aux mécanismes d'autodéfense de l'organisme.

« L'esprit de la force vitale qui anime l'organisme sain règne souverainement. »

Samuel Hahnemann, fondateur de l'homéopathie moderne et auteur de *L'Organon* (publié pour la première fois en 1810).

L'importance de l'individualité

Il est reconnu d'évidence que chaque être humain est un individu avec ses exigences particulières. Nous en convenons tous. Et pourtant nous ne semblons pas y prêter beaucoup d'attention quand il s'agit de notre état de santé physique et morale. Nous n'avons, par exemple, pas tous besoin du même régime ou d'un temps de sommeil équivalent ; ou bien encore nous ne réagissons pas tous de la même manière aux événements

Certains remèdes homéopathiques ont des effets différents selon les individus mais Calendula, extrait du souci, a une action bienfaisante universelle sur les blessures ouvertes.

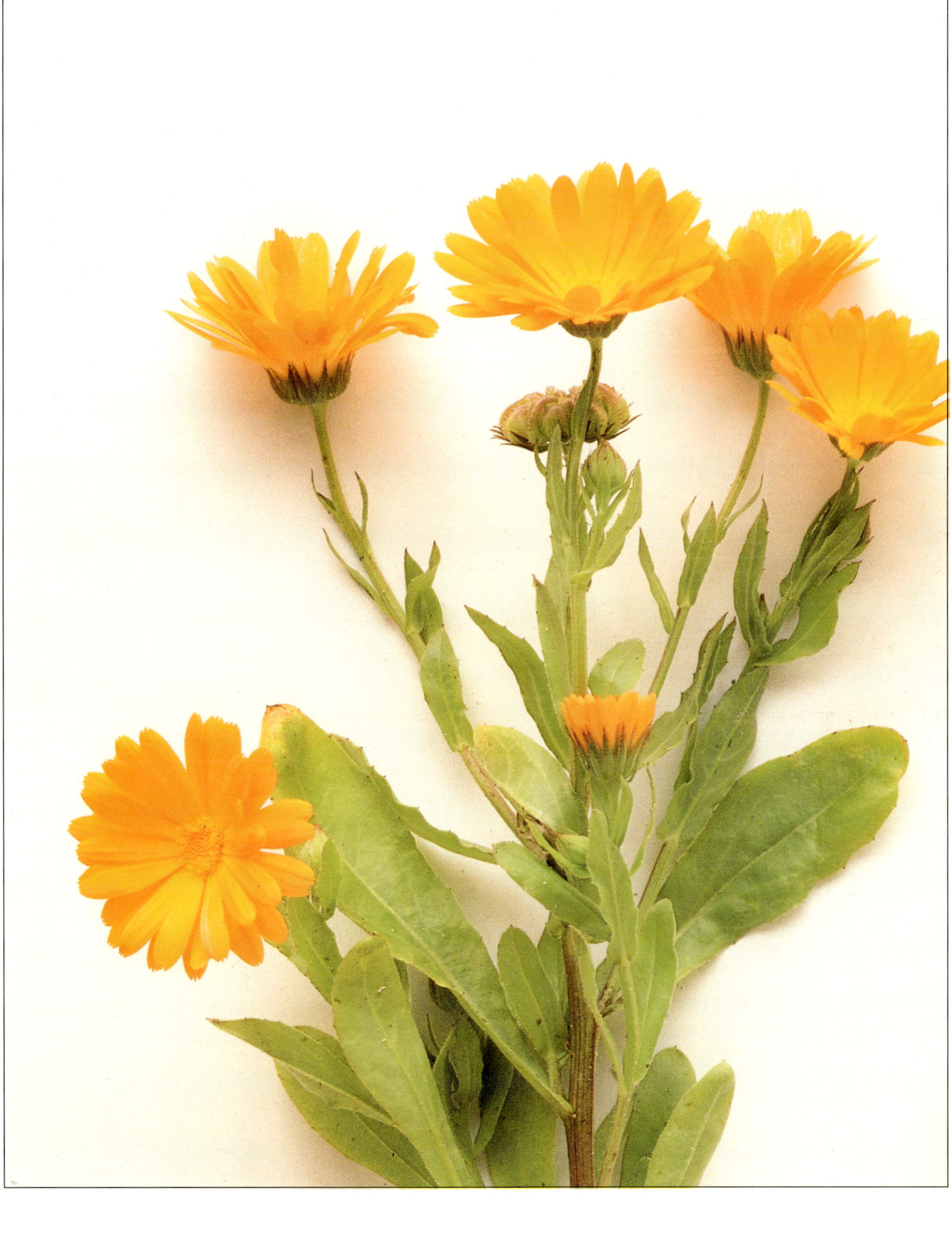

et à l'adversité. Ainsi, quand nous tombons malades, faut-il pour chacun d'entre nous un traitement personnalisé ainsi que des médicaments adaptés.

La susceptibilité

Nous avons tous des points faibles ou sensibles. Il s'agit du concept de « susceptibilité ». La susceptibilité est propre à la typologie qui, elle-même, tente de résumer les caractéristiques physiques, morales et affectives de chacun (voir p. 32).

La susceptibilité morale peut s'illustrer par une dépression nerveuse survenue chez une personne très sensible après le deuil d'un proche. La susceptibilité physique se manifeste, par exemple, par une paralysie subite chez un enfant d'un tempérament vulnérable récemment vacciné. La susceptibilité fonctionnelle se révèle par une crise d'allergie après l'ingestion d'un aliment facilement assimilable, tel que l'amande ou le gluten du blé.

Quelques enfants ne font que frissonner quand ils sont mouillés alors que d'autres s'enrhument jusqu'à la bronchite. Certains adultes développent une maladie de cœur ou un cancer alors que d'autres attendent 70 ans avant leur première crise d'arthrose.

Vous pouvez tenter de déterminer vos susceptibilités en étant à l'écoute de votre corps. Vous serez alors disposé à entreprendre les changements nécessaires dans votre existence dans le but de tirer le meilleur parti possible de vos faiblesses. Vous pouvez par exemple éviter le surmenage en modifiant votre régime et votre mode de vie.

En homéopathie l'automédication est possible pour les problèmes mineurs (se reporter au chapitre 3). Mais il est toutefois conseillé de faire appel aux connaissances et à l'expérience d'un homéopathe qui saura stimuler vos énergies tout en réduisant vos susceptibilités.

Se surveiller

Certaines personnes naissent avec une solide constitution. Elles se portent apparemment bien malgré des carences de régime, l'abus d'alcool ou un manque d'exercice. Il est vrai qu'il existe d'importantes disparités constitutionnelles chez chacun d'entre nous. Et pourtant les personnes les plus solides payent souvent plus tard le prix de leurs excès. Une longue période, de plusieurs années quelquefois, peut s'écouler entre les excès et leurs conséquences pathologiques. C'est le cas pour l'athérosclérose ou la cirrhose du foie. Il serait sage de modifier son mode de vie au bon moment pour s'éviter plus tard ce genre d'ennui.

Le corps et l'esprit en danger

Nous vivons dans un univers de plus en plus pollué. Notre organisme est souvent au contact de substances que nous ne pouvons ni assimiler ni éliminer. L'air, l'eau et la terre sont souillés par les pesticides, les engrais chimiques, les métaux lourds et les radiations électromagnétiques. Nos aliments renferment des additifs et ont bien souvent perdu leur goût ainsi que leurs qualités nutritionnelles.

Les substances chimiques comme les antibiotiques ou les corticoïdes fragilisent à long terme notre système immunitaire (voir p. 26). Certaines études estiment que les radiations électromagnétiques émises par les pylônes ou les transformateurs et par les écrans de télévision ou d'ordinateurs pourraient être nocives à terme. Beaucoup d'entre nous font, par ailleurs, du tort à leur santé en fumant, en prenant trop de médicaments ou en exagérant leur consommation d'alcool. Nous manquons souvent d'exercice et nous dormons mal.

Nos émotions et notre état d'esprit peuvent aussi être à l'origine de maladies physiques. Peu de gens sont capables de survivre à une situation de stress prolongée. Celle-ci impose en effet à l'organisme un rythme artificiel qui entrave le processus naturel de guérison. Les sentiments négatifs tels que l'envie, la jalousie, la colère excessive, la faute ou la mésestime de soi nuisent aussi à la santé.

Heureusement, si vous parvenez à percevoir ces dangers à temps, il vous sera possible de réagir en conséquence et de recouvrer la santé. Avec les informations apportées par des ouvrages tels que celui-ci ou par un médecin, vous aurez les moyens de prendre en charge votre santé et votre bien-être.

L'influence du stress

Un certain niveau de stress occasionnel fait naturellement partie de la vie et ne cause d'ordinaire pas de trouble chez une personne en bonne santé. Le stress est même essentiel à notre mécanisme de survie car il incite l'organisme à réagir vite et nous permet de nous sortir rapidement de situations périlleuses.

Des situations régulières et prolongées de grand stress peuvent toutefois engendrer des dépressions profondes et des sentiments d'angoisse qui peuvent mener jusqu'à une dégradation de la santé en profondeur. Ce phénomène peut se constater si, par exemple, vous vivez une relation insatisfaisante et destructrice ; si vous subissez l'autorité dictatoriale d'un parent, d'un employeur, d'un enseignant ; ou dans toute autre situation qui dégrade l'image et l'estime de soi.

Il convient de gérer un tel niveau de stress prolongé, au risque d'avoir des difficultés pour traiter le mal qui en résulte. C'est un peu comme si on voulait gravir à contresens les marches d'un escalator. Les homéopathes qualifient ce problème de « cause persistante ». Il faut s'adapter ou changer. Un remède homéopathique approprié peut quelquefois insuffler l'énergie suffisante pour envisager le changement.

Réagir face au stress

* Trouvez-vous un endroit où vous pourrez être seul pendant 5 à 10 minutes tous les jours. Faites le calme autour de vous. Mettez-vous à l'écoute de votre corps et de vos sensations. Essayez d'atteindre la sérénité, ce grand calme intérieur que nous portons en nous.
* Laissez la nature absorber une partie de la tension. Mettez-vous au jardinage, occupez-vous de vos plantes d'intérieur, promenez-vous dans un parc ou partez à la campagne. Les fleurs et les arbres apaisent les esprits troublés. De nombreux remèdes homéopathiques sont d'ailleurs extraits de plantes.
* Faites du yoga, de la relaxation, de la méditation ou de la gymnastique.
* Recherchez le soutien d'un ami.
* Recueillez les conseils d'un professionnel, ou consultez un homéopathe.
* Essayez quelques-uns des remèdes homéopathiques anti-stress (voir p. 82).
* Gardez en tête que la souffrance prolongée et entretenue affecte l'âme. D'une façon ou d'une autre, un changement est toujours possible.

Les médicaments

Les homéopathes sont convaincus que le corps est capable, dans la mesure du possible, de trouver les moyens de lutter contre le mal grâce à ses mécanismes d'autodéfense (voir p. 18). Dans le cas où ce processus ne se vérifierait pas, il faudrait songer à changer les habitudes, le mode de vie, le régime ou d'autres facteurs. L'homéopathie représente un atout supplémentaire pour stimuler les mécanismes naturels d'autodéfense.

En règle générale nous prenons beaucoup trop de médicaments. Certains d'entre eux ne sont pas aussi efficaces que prévu. D'autres sont même nocifs et entraînent des effets secondaires indésirables, voire dangereux. Et leur répercussion à long terme demeure encore inconnue pour bon nombre d'entre eux. Quelques substances affaiblissent le système immunitaire et amenuisent les capacités d'autodéfense de l'organisme (voir p. 26). La déficience de l'immunité favorise le développement de maladies chroniques qu'il faudra encore traiter par d'autres médicaments, instaurant ainsi un cercle vicieux.

Il ne s'agit pas ici de refuser systématiquement les médicaments. Les antibiotiques, par exemple, sauvent des vies autrefois désespérément

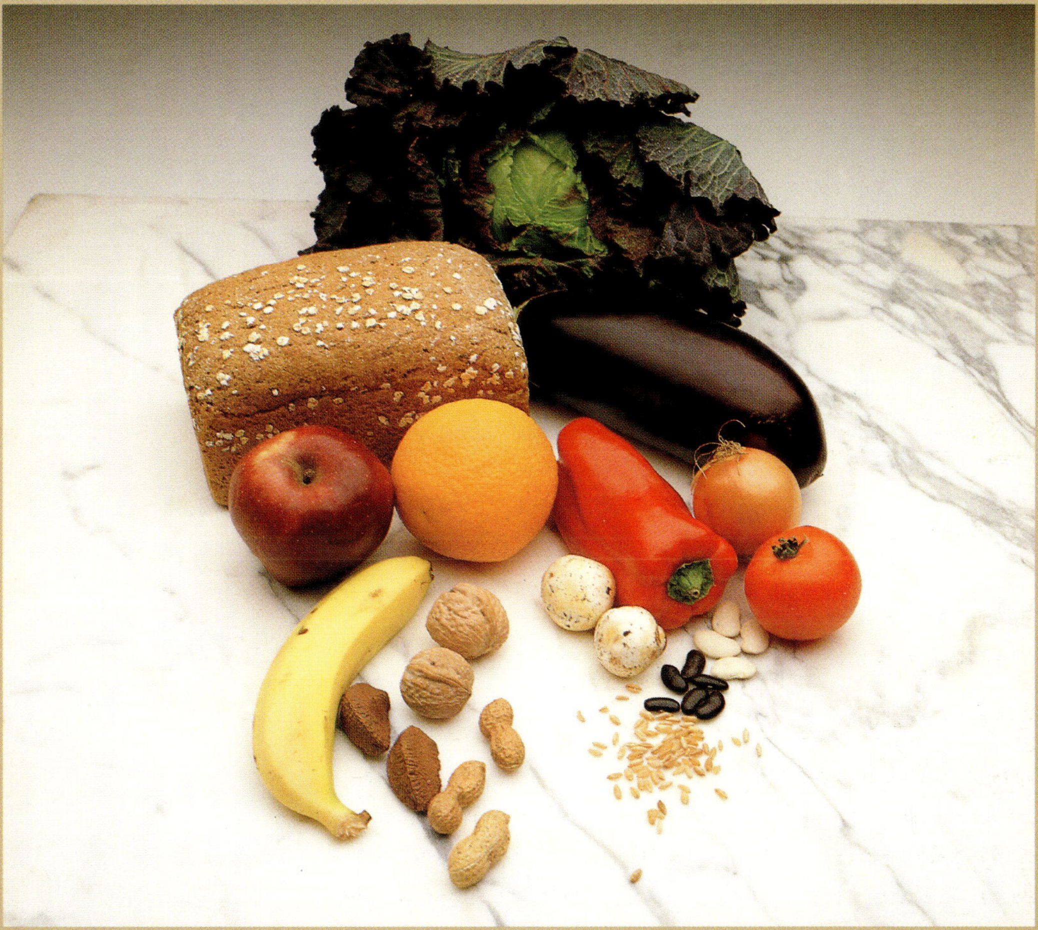

Un régime équilibré doit comporter des fibres. Elles se trouvent en grande quantité dans les céréales non blutées et leurs produits dérivés, comme le pain et les pâtes, ainsi que dans les fruits et légumes. Elles ne constituent pas un aliment en tant que tel mais leur présence assainit et facilite le processus de digestion.

menacées, et l'insuline est à l'heure actuelle indispensable .pour traiter certaines formes de diabète. Mais il n'existe pas de médicament totalement anodin. La banale aspirine est elle aussi responsable d'ulcères et de sévères altérations gastriques si elle est prescrite pendant une trop longue période.

Réagir face aux médicaments

* Si on vous conseille la prise prolongée de médicaments, informez-vous sur l'ensemble du processus. Posez au médecin trois questions essentielles : 1) Quels sont les effets secondaires éventuels ? 2) Y a-t-il des inconvénients à arrêter le traitement ? 3) Quelles sont (et non, « Y a-t-il ») les autres possibilités de traitement qui s'offrent à vous ? (cette question est aussi valable si vous devez subir une opération chirurgicale).
* Si quelque chose vous préoccupe, si vous avez des doutes, ou s'il vous semble ne pas tout savoir, demandez un deuxième, voire un troisième avis.
* Envisagez d'autres méthodes, un changement de votre régime par exemple, des massages ou de la gymnastique. Adressez-vous à un homéopathe ou à un naturopathe. Renseignez-vous pour savoir s'il existe un autre traitement qui soit moins néfaste et moins agressif. Il y en a souvent.

L'importance du régime

« Nous sommes ce que nous mangeons ». Cette expression bien connue n'est jamais comprise dans toute sa portée. L'alimentation nous fournit en effet les nutriments essentiels qui permettent le développement et la bonne marche de notre organisme et de celui de nos enfants. Une alimentation saine et naturelle composée de produits frais, nourrissants et non raffinés, donne des individus en bonne santé.

L'inverse est également vrai. Une alimentation comportant une trop grande quantité de produits traités, raffinés, conservés ou artificiels donne des individus malades. Toutes les maladies d'aujourd'hui, ou presque, y compris de nombreux cancers ainsi qu'un certain nombre de maladies cardio-vasculaires sont directement liées à de mauvaises habitudes alimentaires.

Les mesures à prendre face au régime – les interdits

* N'abusez pas des produits manufacturés. Essayez de limiter votre consommation d'aliments conditionnés, en boîtes ou en conserves.
* N'abusez pas du sel et du sucre.

Les aliments essentiels

Certains nutriments sont essentiels pour notre santé. On distingue les minéraux, les oligo-éléments, les protéines, les vitamines, les glucides (sucres et amidons), les lipides (acides gras essentiels) et les fibres.
Si votre régime est suffisamment varié vous ne serez pas carencé en aliments essentiels. En réalité, il demeure toutefois un risque de déficiences, notamment en vitamines et en oligo-éléments. Si vous souffrez d'une maladie chronique ou résistante, essayez d'en rechercher les causes dans votre régime et consultez éventuellement un nutritionniste.

* Limitez les glucides présents notamment dans le riz blanc, la farine ordinaire et le pain blanc et préférez plutôt les riz, farine et pain complets.
* Ne consommez pas trop de graisses animales présentes surtout dans la viande rouge, dans les charcuteries et dans les produits laitiers.
* Ne buvez pas trop de thé ou de café.
* N'exagérez pas votre consommation d'aliments comportant des additifs. Lisez bien les conditionnements pour prendre connaissance des substances chimiques ou des conservateurs ajoutés.
* Et enfin, pour votre bien et votre ligne, ne vous suralimentez pas.

Les mesures en faveur du régime – les recommandations

* Consommez des fruits et légumes frais en grande quantité. Ne les épluchez pas, car c'est dans la peau que se trouvent bon nombre de nutriments. Consommez beaucoup de légumes verts, comme les choux ou les épinards. L'ail et l'oignon sont également excellents. Essayez de manger de la salade verte une fois par jour.
* Ne cuisez pas trop longtemps les aliments et notamment les légumes qui y perdent leurs qualités nutritives. Il vaut mieux choisir la cuisson à la vapeur ou à l'étuvée plutôt que l'eau bouillante ou le bain de friture.
* Si vous faites frire, préférez une huile végétale non raffinée (olive, maïs ou tournesol). L'huile d'olive extra-vierge est tout particulièrement recommandée.
* Enrichissez votre alimentation avec des céréales. Mangez du pain ou du riz complets qui fournissent à la fois des fibres et des nutriments essentiels. Préférez les produits biologiques si vous en trouvez.
* Remplacez si possible la viande rouge par du poisson ou de la volaille.

Les modifications du profil pathologique

La nature des maux a énormément changé au cours des cent cinquante dernières années. Les fléaux du siècle dernier se limitaient surtout à des maladies infectieuses foudroyantes, telles que la rougeole, la tuberculose, le choléra, la typhoïde, la diphtérie ou la scarlatine. Toutes ces affections n'ont fait que régresser au fil des ans et elles sont désormais devenues rares dans la plupart des pays occidentaux.

Le déclin de ces maladies infectieuses a devancé la vaccination de masse ; en effet, il faudrait plutôt attribuer ce phénomène à de meilleures conditions de vie, à une eau plus saine, à une plus grande hygiène, à une élimination plus efficace des déchets ainsi qu'à une amélioration globale de la nutrition. Par ailleurs, il semble que les bactéries, les virus ainsi que les divers microbes responsables des maladies infectieuses les plus fréquentes aient perdu beaucoup de leur virulence.

Mais dans les pays industrialisés d'aujourd'hui on constate que la nature des maladies dont nous souffrons a changé. Les problèmes d'allergies, telles que l'eczéma, l'asthme ou le rhume des foins, qui n'existaient pratiquement pas au XIXe siècle, constituent vraisemblablement le type d'affections qui augmente le plus vite. Il en va de même pour les cancers et les maladies cardio-vasculaires qui caractérisent l'Occident du XXe siècle.

Peut-on parler de progrès ? Tout se passe comme si nous avions déplacé les problèmes. On peut toutefois noter un changement du profil pathologique. Jadis on souffrait d'affections violentes, aiguës et contagieuses, souvent fatales, aux enfants notamment, mais qui à long terme n'avaient pas de pouvoir destructeur universel. On est aujourd'hui atteint par un grand nombre de maladies chroniques et persistantes qui résistent souvent aux traitements classiques de la médecine orthodoxe.

La maladie et le système immunitaire

Il est inquiétant de constater que le changement du profil pathologique a entraîné des modifications dans le système immunitaire, qui constitue le mécanisme d'autodéfense de l'organisme. Ce système incroyablement complexe comprend un réseau de cellules microscopiques, des substances sécrétées ainsi que des canaux permettant les transferts d'énergie. Il informe l'organisme de la présence de corps étrangers (des microbes généralement). Mais il réagit aussi aux substances inoffensives, comme les pollens par exemple, auxquelles le corps est devenu allergique.

Dès que ces éléments pénètrent dans l'organisme le système immunitaire entre en action et déclenche une série de réactions défensives en chaîne dans le but de détruire ou d'inactiver les intrus. L'ensemble de ces phénomènes compose les symptômes de l'infection ou de l'allergie.

Les profils pathologiques modernes laissent à croire que notre système immunitaire a perdu de sa capacité à lutter contre la maladie. Nous nous contentons souvent de circonscrire le problème plutôt que de le résoudre. Notre santé et notre vitalité sont ainsi affaiblies par divers facteurs, tels qu'un régime déséquilibré, l'abus de médicaments, un stress prolongé et la sédentarité, comme nous venons de le voir. Nous nous sentons alors très souvent faibles et abattus.

À l'écoute des animaux

L'étude du système immunitaire des animaux familiers a fourni d'intéressantes observations (leur traitement homéopathique donne d'excellents résultats et se banalise de plus en plus). On a constaté que les chats et chiens domestiques particulièrement choyés ne souffrent généralement pas des maux classiques du XXe siècle liés aux régimes carencés de leurs maîtres. Les animaux familiers ont bien entendu besoin d'une bonne hygiène de vie, mais il semblerait que l'amour qu'ils reçoivent de leurs maîtres renforce leur immunité.

Le rôle de l'immunité naturelle

Que nous apprend la disparition progressive des maladies infectieuses sur l'immunité ? Au siècle dernier, un certain nombre de gens succombaient aux grandes infections, les autres survivaient grâce au renforcement de leur système immunitaire. En outre, l'immunité naturellement acquise ou stimulée se transmettait de la mère à l'enfant par l'allaitement, si bien que les nouveau-nés se trouvaient particulièrement protégés pendant leurs premiers mois d'existence.

Bien entendu, personne ne regrette cette époque terrible. Mais les homéopathes portent désormais un autre regard sur les maladies infantiles, telles que la rougeole, les oreillons ou la varicelle. La plupart des spécialistes sont d'avis que ces affections plutôt banales sont rarement dangereuses chez l'enfant en bonne santé mais elles restent mortelles dans les pays sous-développés : c'est pourquoi l'O.M.S. préconise une campagne de vaccination contre la rubéole, les oreillons et la rougeole (R.O.R.).

Le système immunitaire en question

L'opinion a mieux saisi l'importance du système immunitaire depuis l'apparition du SIDA dans les années 80. En effet, le SIDA, ou Syndrome Immunitaire de Déficience Acquis, n'est pas une maladie en soi et personne n'en meurt directement. Il agit en affaiblissant gravement le système immunitaire, si bien que l'organisme n'est plus en mesure de lutter contre les infections, les cancers ou autres. Dans l'organisme atteint du SIDA, le mécanisme d'autodéfense potentiel a disparu et l'individu succombe aux maladies qu'il contracte.

Le SIDA lui-même apparaît généralement après l'infection par le virus VIH (Virus d'Immunodéficience Humaine). L'individu atteint par ce virus est dit « séropositif ». Il peut s'écouler une longue période, voire plus de dix ans, entre l'infection VIH et le développement de la maladie, ou « SIDA déclaré ».

Certaines personnes demeurent pourtant plus longtemps séropositives que la normale sans développer le SIDA lui-même. Il semblerait qu'une adaptation du mode de vie et l'état d'esprit du patient puissent, sinon améliorer, du moins retarder les effets de cette maladie.

Le système immunitaire menacé ?

La disparition des maladies infantiles et l'apparition parallèle des affections chroniques et persistantes telles que les allergies n'augurent rien de bon pour nous et nos enfants. L'asthme (voir p. 70) est un exemple particulièrement préoccupant. La plupart des écoles françaises d'il y a trente ans ne comptaient que quelques cas rares d'enfants asthmatiques alors qu'aujourd'hui le pourcentage constaté s'élève à 1/5 pour augmenter encore dans quelques centres urbains.

Nous pourrions attribuer ces problèmes d'allergies à certains facteurs déclenchants, tels que le lait ou le gluten dans l'alimentation, le pollen ou encore les poussières volatiles. Mais ces stimuli extérieurs ne suffisent pas à expliquer à eux seuls une telle offensive. Il faut rechercher les facteurs secondaires en amont pour en trouver l'origine et il s'agit souvent de la défaillance du système immunitaire.

Mais pourquoi notre système immunitaire ainsi que nos mécanismes d'autodéfense sont-ils en aussi mauvais état ? L'être humain a toujours tendance à désigner un bouc émissaire extérieur plutôt que de pratiquer l'introspection pour définir les raisons de son mal. Il semblerait toutefois que l'origine soit à imputer à l'action combinée de plusieurs facteurs.

La pollution

La pollution de l'environnement est très souvent incriminée pour tout expliquer et il est indéniable qu'elle constitue un élément important parmi tout un ensemble de facteurs. Des recherches récentes ont ainsi pu démontrer que les gaz d'échappement des véhicules contribuaient certainement pour une bonne part au déclenchement des phénomènes allergiques et des problèmes immunitaires.

Mais la pollution n'est pas seule responsable. La Nouvelle-Zélande, par exemple, avec son air particulièrement sain, compte un des pourcentages les plus élevés d'asthmatiques. N'oublions pas que la pollution atmosphérique ne date pas d'aujourd'hui bien qu'elle soit actuellement moins perceptible. En troquant les fumées d'usine contre les gaz d'échappement, nous avons ainsi remplacé les bronchites par les crises d'asthme. Et il est tout à fait possible que la pollution porte atteinte aux défenses de l'organisme.

Les régimes, les médicaments et le système immunitaire

La qualité de notre alimentation (voir p. 24) joue aussi certainement son rôle. Les aliments d'aujourd'hui sont propres, aseptisés, emballés et bien

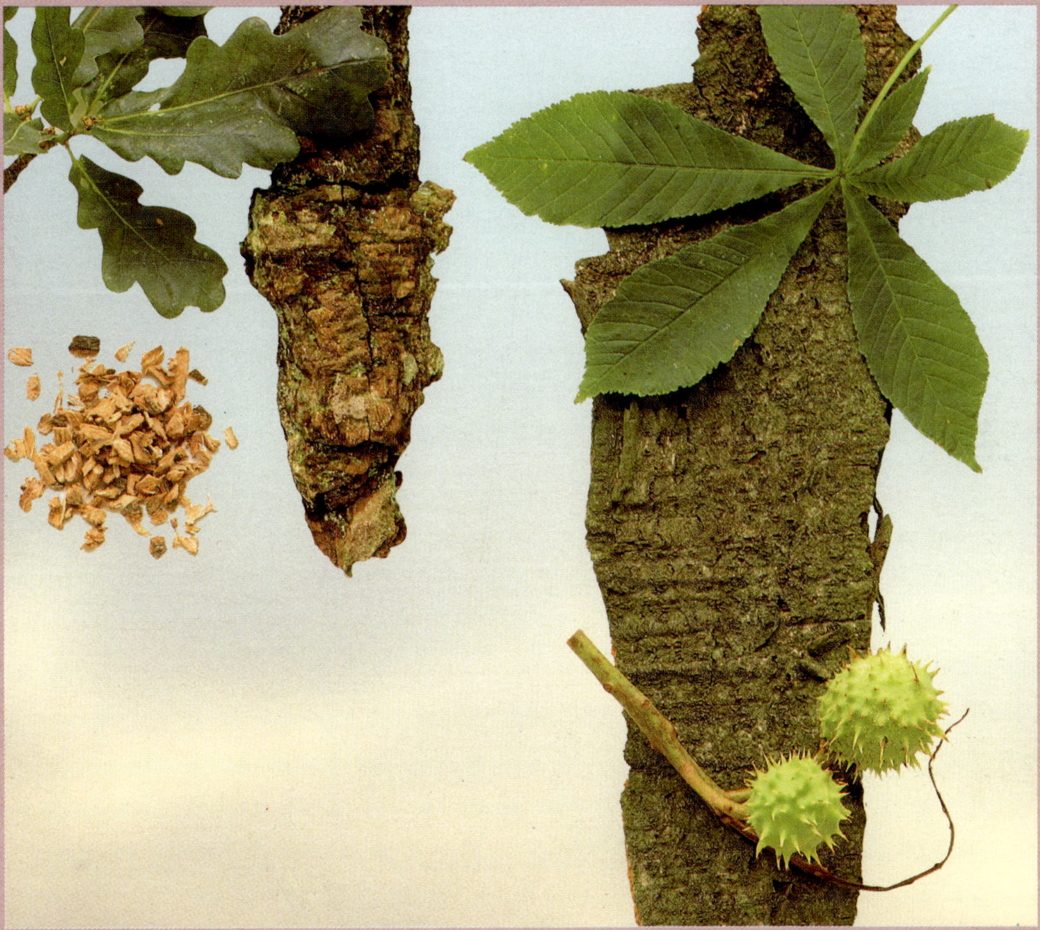

Les marrons d'Inde dans leurs bogues vertes et piquantes (à droite) fournissent le remède homéopathique Aesculus. Il s'utilise, en association avec un régime, dans le traitement des maladies digestives du bas intestin, telles que les hémorroïdes. Le chêne (à gauche) a lui aussi des propriétés curatives.

présentés dans des conditionnements hygiéniques, mais ils ont subi beaucoup de transformations depuis leur état naturel et y ont perdu de leur vitalité d'origine. Les carences alimentaires apparues du fait de la destruction des nutriments dans les aliments élaborés peuvent aussi contribuer à affaiblir le système immunitaire.

Les homéopathes et les naturopathes s'inquiètent de l'abus des médicaments classiques prescrits par les médecins (voir p. 22). Nous sommes gavés d'antibiotiques, de corticoïdes, de vaccins, de tranquillisants, etc. souvent exagérément prescrits. Tous ces apports artificiels affaiblissent là aussi le système immunitaire.

Le mode de vie du XXe siècle

Le mode de vie et la perte des valeurs traditionnelles font également partie de la combinaison de facteurs déterminants. Les peuples qui ont conservé leur style de vie traditionnel, simple, au contact de la nature, ne souffrent pas des maladies chroniques du monde occidental.
Ces populations s'insèrent dans des structures familiales stables et étendues dont les liens sont souvent renforcés par des rites religieux ou spirituels.

En cas de tension, ils peuvent rechercher un appui moral auprès de la famille ou du cercle d'amis qui sont d'ordinaire tout proches. Les périodes de deuil ne sont jamais vécues dans l'isolement.

Il semblerait que ces populations perdent leur immunité naturelle en adoptant les usages et habitudes du monde occidental ; elles contractent d'ailleurs rapidement les affections dont souffre notre civilisation.

L'importance de l'état d'esprit et de la nature des soins

Dans le cadre du « combat contre le mal », nos scientifiques modernes étudient maladies et malades - dédaignant les individus en bonne santé, ou qui semblent le rester - alors que ces derniers pourraient sans aucun doute leur fournir certaines réponses.

Les gens en forme, qui expriment la volonté de le rester, qui se sentent aimés et qui s'estiment à leur juste valeur, semblent les mieux placés pour conserver la santé. Ils réagissent mieux aux maladies qui peuvent les atteindre et se rétablissent mieux et plus vite que les individus non motivés.

Une preuve supplémentaire est apportée par des études auprès d'orphelins séropositifs par transmission maternelle congénitale et dont le système immunitaire est affaibli. S'ils sont placés auprès de parents adoptifs aimants

Quelques principes essentiels

* Manger sain et équilibré.
* Faire régulièrement de l'exercice et dormir suffisamment.
* Éviter les situations de stress prolongées.
* Éviter les toxines et l'alimentation industrielle. Ne pas abuser d'aliments manufacturés, de sucre et de tabac.
* Se soigner dans la mesure du possible par l'homéopathie ou par une autre technique naturelle.
* Prendre sa santé et son corps en charge. Avoir suffisamment confiance en soi pour coopérer efficacement au traitement.
* En cas de nécessité choisir un praticien compréhensif, sur qui compter.

et attentifs, ils ont de plus grandes chances de bien se développer et d'être en meilleure santé.

La force vitale et l'énergie d'autodéfense

Nous savons bien peu de chose de l'esprit humain et n'avons qu'une connaissance de base des mécanismes qui régissent l'organisme. La quête d'une totale compréhension constitue un défi de taille mais peut-être vain à long terme. Le corps et l'esprit se modifient et s'adaptent sans cesse face à de nouvelles situations.

Et si même nous pouvions mieux saisir les mécanismes du corps, nous ne serions pas capables de situer le « guide invisible » ou force vitale (voir page 15) qui contrôle et dirige les systèmes immunitaire et d'autodéfense.

La science moderne nous prouve la corrélation énergie/matière. Elle ne fait qu'exprimer d'une manière différente ce que la mystique d'antan avait toujours affirmé. L'enveloppe corporelle est une illusion ; il s'agit en fait d'un réseau dense et complexe d'énergies subtiles. Il convient donc d'utiliser les mêmes catégories énergétiques pour parvenir à traiter le mal en profondeur. C'est selon ce principe que fonctionne l'homéopathie qui se définit comme une médecine de l'énergie.

Les sources de l'énergie d'autodéfense

Dans de nombreuses pathologies, nous constatons que l'énergie d'autodéfense est produite par les propres ressources de notre organisme régies par un « guide invisible ». Ainsi, il est peut-être envisageable de pouvoir modifier nos attitudes mentales ou encore de reprogrammer notre système immunitaire par notre seule volonté.

Dans d'autres cas, l'énergie curative sera à rechercher à l'extérieur du corps, dans l'homéopathie, la phytothérapie, les massages ou diverses techniques du même ordre. L'énergie puisée contribue à la guérison quand l'origine du mal a été bien définie. Dans le long terme, elle peut vous aider à modifier l'ensemble de vos attitudes, valeurs et habitudes vous permettant de stimuler de façon permanente vos mécanismes d'autodéfense.

Mais la plus grande source d'énergie d'autodéfense est peut-être encore plus accessible. La preuve en est faite par l'exemple de celui qui vit sur son lopin de terre entouré de sa famille et de ses amis ainsi que par les orphelins sidéens récemment adoptés. Cette source d'énergie s'appelle tout simplement l'amour.

Chapitre 2

Indications thérapeutiques destinées aux enfants : les différentes typologies

Si vous consultez un homéopathe qualifié pour un malaise ou un problème particulier, il commencera certainement par vous poser un certain nombre de questions qui, *a priori,* ne semblent avoir aucun rapport avec ce qui vous amène.

Il peut, par exemple, vouloir connaître vos habitudes et vos goûts alimentaires, les variations de votre température, la nature de vos préoccupations et de vos angoisses, la façon dont vous envisagez les sentiments d'amour et de haine, etc.

Vous devez prendre ces questions au sérieux et y répondre avec franchise car elles fournissent au praticien des informations importantes et utiles. L'homéopathie est beaucoup plus qu'une simple considération des symptômes ou des problèmes isolés, tels qu'un mal de tête ou une quinte de toux. Les réponses que vous fournirez permettront à l'homéopathe de brosser un portrait plus juste de votre individualité.

« À moins qu'effet et cause soient dissociés, la maladie peut toujours se reproduire... Le processus d'ensemble étant anéanti par la suppression des causes. »

Dr James Tyler Kent (1849-1916). Homéopathe, il développa la notion de protocole individuel.

Votre constitution

Vos caractéristiques individuelles fournissent à l'homéopathe des renseignements sur votre constitution dans son ensemble. Il ne s'agit pas seulement de votre morphologie et de l'énumération de vos capacités, mais aussi d'un reflet de certains aspects de votre personnalité profonde. La nature globale de votre constitution révèle notamment le passé de votre système immunitaire (voir p. 26) qui explique peut-être ce dont vous souffrez. La typologie à laquelle votre tempérament se rattache, ainsi que votre état moral, comptent pour une bonne part dans le traitement de nombreuses affections.

Le calcaire de la coquille d'huître est à l'origine de Calcarea carbonica (ou Calcarea carb.), l'un des remèdes constitutionnels les plus importants (voir p. 36).

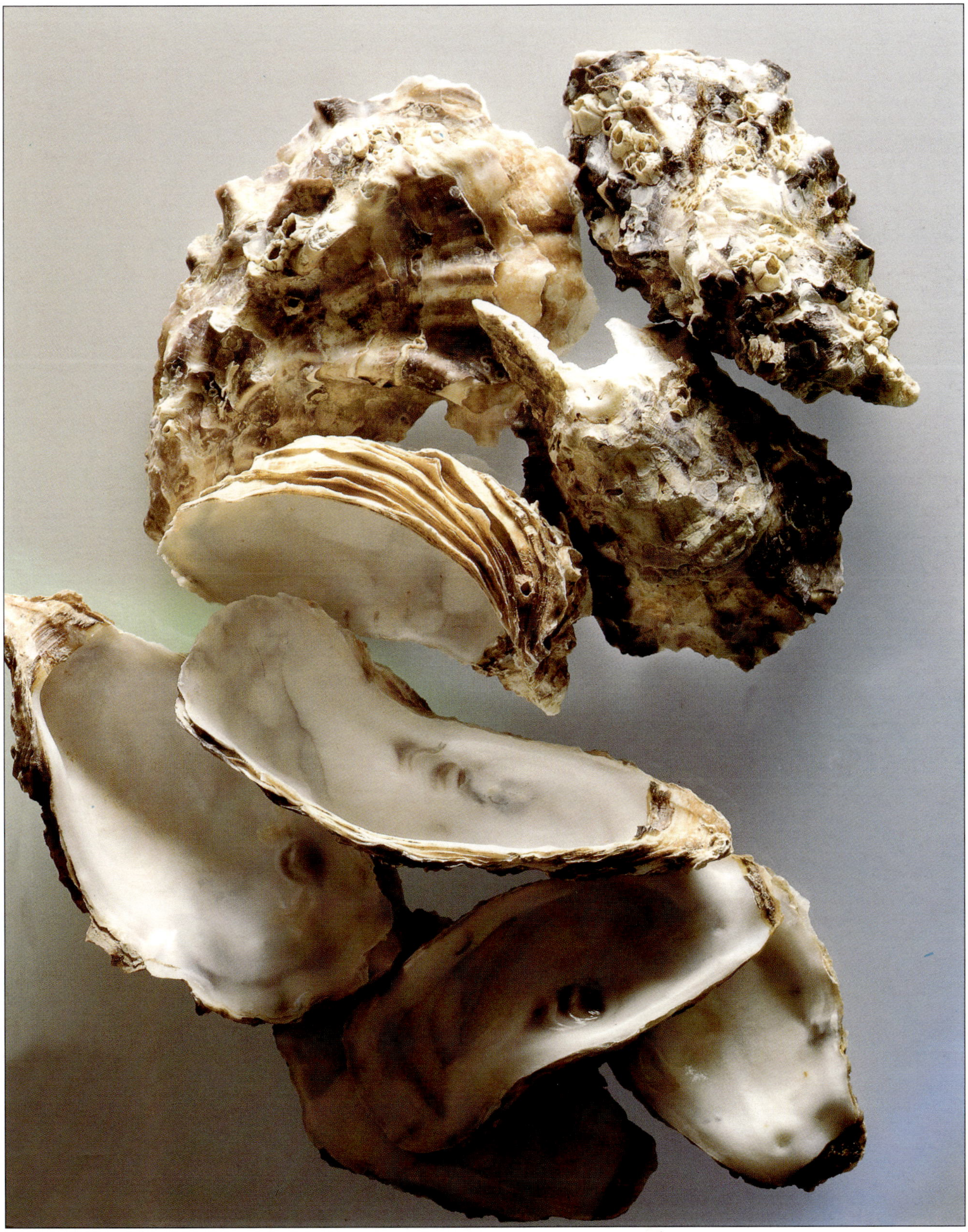

Les remèdes constitutionnels

La définition de la constitution individuelle permet d'identifier un remède qui agit en profondeur sur l'individualité dans son ensemble. Ce remède constitutionnel correspond à un individu en particulier. Il soigne non seulement les symptômes et les affections pour lesquels il est prescrit, mais aussi toute une série d'autres problèmes.

L'inconvénient de ce principe d'automédication tient au fait que les remèdes constitutionnels - et ceux notamment destinés aux adultes - ne sont pas toujours faciles à identifier pour quelqu'un d'inexpérimenté. L'automédication constitutionnelle à domicile, sans l'aide d'un praticien, s'avère souvent délicate du fait de la complexité du profil physique et mental de l'individu. Il est préférable de faire appel au savoir-faire et à l'expérience d'un homéopathe.

Mais les indications thérapeutiques destinées aux enfants sont plus aisées car leur personnalité est moins élaborée et plus évidente que celle de l'adulte.

Les typologies

Les pages suivantes décrivent six typologies de base observées chez les enfants. Il y en a beaucoup plus, mais ces six catégories sont certainement les plus courantes et les plus simples à identifier.

Il existe des typologies associées mais l'une d'entre elles prédomine souvent chez la plupart des enfants.

À chaque typologie correspond une liste de critères de référence qui permettent de déterminer le remède. Si ce remède correspond au profil de votre enfant vous pourrez alors l'utiliser dans différents cas, et même comme fortifiant. Il sera aussi indiqué dans le traitement des affections chroniques persistantes, otites à répétition ou rhumes fréquents par exemple.

L'automédication constitutionnelle vous incite à considérer votre enfant sous un autre angle. Ainsi votre petit timide introverti de 6 ans appartient-il peut-être à la typologie Natrum mur., nom du remède qui traitera à l'avenir différents problèmes qu'il pourra rencontrer. Quant au bébé pleurnicheur et anxieux, il se rattache sans doute au type Pulsatilla, et c'est le remède du même nom qui lui conviendra désormais.

Posologie

Si votre enfant ne se sent pas bien et s'il présente un quelconque signe de maladie, vous pouvez lui faire prendre un granule à 30CH du remède constitutionnel qui lui correspond. Vous continuerez ainsi le traitement jusqu'à ce que son état de santé s'améliore, mais il vaut mieux ne pas prolonger le traitement plus d'une semaine.

Pour tous les traitements, le dosage sera le même pour un bébé, un enfant ou un adulte.

RÉCAPITULATIF DES TYPES CONSTITUTIONNELS

Le type constitutionnel de l'enfant est quelquefois assez flou. Ce tableau vous aidera à comparer d'un seul coup d'œil les six principaux types et à définir, par comparaison, à quelle typologie se rattache votre enfant. Il vous est toujours possible de revoir votre jugement et d'essayer un autre remède constitutionnel. La typologie de l'enfant peut changer durant sa croissance.

Type carbonique
- Méthodique et réfléchi. Peut paraître lent et têtu.
- Assez enveloppé, transpire facilement.
- Apprécie tout particulièrement les féculents.
- Indépendant mais jamais très aventureux.

Type Lycopodium
- Timide, peu assuré, inquiet et soucieux.
- Craint d'être surpris en situation d'échec.
- Recherche avidement les bonbons et les aliments sucrés.
- Se plaint souvent de flatulences ou de ballonnements.

Type Natrum muriaticum
- Très sensible aux jugements (même favorables).
- Réfrène et refoule ses émotions qu'il ne dévoile qu'en privé.
- Plus sage et plus sérieux que son âge.
- Fait preuve de sang-froid et d'indépendance.

Type phosphorique
- Délicat et élancé.
- Personnalité chaleureuse et affectueuse.
- Rend très bien l'amour et l'affection qu'on lui porte.
- Manque de concentration et se disperse facilement.
- Ses points faibles : l'estomac, la gorge et le thorax.
- Facilement irritable.

Type Pulsatilla
- Craint ou redoute l'abandon.
- Particulièrement sensible aux événements déstabilisants tels qu'un changement d'école.
- Indécis et velléitaire. Humeur, goûts alimentaires et symptômes sujets à changement.
- Délicat et d'apparence timide.
- Apprécie l'air frais.

Type sulfurique
- Confiant, actif et expansif.
- Quelquefois égocentrique et indifférent à autrui.
- Grand, fort et turbulent.
- Peu soigné, débraillé, autant en apparence qu'en mode de vie.
- Pas frileux.

VOTRE ENFANT EST-IL DE TYPE CARBONIQUE ?

Personnalité

Les enfants de type carbonique aiment agir calmement, sans précipitation et à leur manière qui est plutôt lente et méthodique. Ils apprennent au même rythme et se comportent de la même manière à l'école.

Ils ont par conséquent beaucoup de mal à supporter la contrainte, souffrent s'ils se sentent bousculés, et vont jusqu'à faire des colères et des crises de nerfs.

Les enfants de type carbonique peuvent aussi vous sembler obstinés et bornés. Mais en réalité ils ont besoin de connaître les tenants et les aboutissants avant d'entreprendre quoi que ce soit.

Leur façon toute personnelle d'agir peut faire craindre un retard dans leur développement alors qu'ils sont en général aussi intelligents que les autres. Ils parviennent d'ailleurs à des résultats supérieurs ou égaux à la moyenne.

Ces enfants font souvent preuve d'indépendance et de sérieux. Ils sont aisément distraits, savent très bien jouer tout seuls et s'occupent de leurs petites affaires. Ils sont souvent faciles à vivre s'ils ne se sentent pas harcelés.

Critères caractéristiques

* Méthodique et volontaire, jusqu'à apparaître lent et borné
* Assez lourd physiquement. Transpire facilement
* Aime les nourritures à base de féculents
* Indépendant sans être très aventureux

Peurs et inquiétudes

Les enfants de type carbonique ne sont en général pas très audacieux. Ils ont besoin de se sentir à l'abri et en sécurité. Ainsi ont-ils peur du noir, craignent-ils des monstres vus à la télé ou dans leurs livres, et redoutent-ils les souris et les araignées.

Caractéristiques physiques

Les enfants de type carbonique sont souvent assez trapus. Ils transpirent facilement, notamment au niveau des mains ou de la tête (ils peuvent détremper leur oreiller pendant la nuit).

Goûts et dégoûts

Ces enfants aiment les aliments féculents et consistants comme le pain et les pâtes. Ils adorent aussi les œufs, coques ou mollets. Les bébés carboniques aiment mettre de la craie ou de la terre à la bouche. En revanche, ils ne mangent pas beaucoup de viande et ont souvent des difficultés à digérer le lait et les produits laitiers. Ils sont plutôt frileux et aiment bien porter un bonnet pour se protéger des courants d'air.

Symptômes et maladies

* Les types carboniques sont souvent constipés mais n'en souffrent pas plus que cela.
* L'articulation de la cheville est chez eux un point faible, ce qui les prédispose aux entorses et aux foulures.
* Ils s'enrhument facilement, ils toussent, ont mal à la gorge et se plaignent souvent d'autres petites affections respiratoires, notamment quand il fait froid et humide.
* Ils peuvent faire de grosses fièvres qui se soignent très bien et très rapidement avec le remède Belladona qui agit spécifiquement.
* Toutes sortes de problèmes du type carbonique se traitent avec le remède constitutionnel Calcarea carbonica s'il correspond exactement à la typologie individuelle.

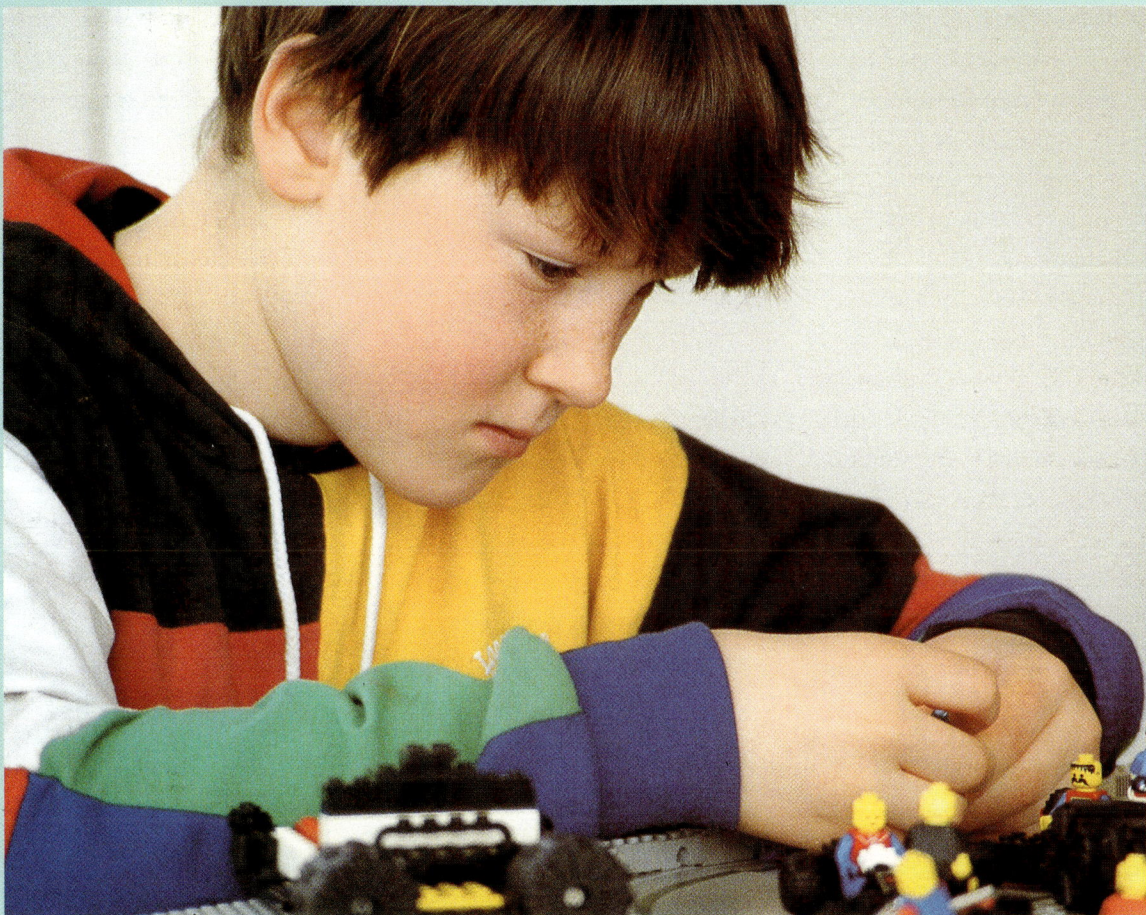

L'enfant de type Calcarea carbonica se révèle en accomplissant des tâches qui exigent des qualités de patience, de soin et de réflexion qu'il planifie à son rythme et avec méthode. Il est inutile de presser ou de harceler un enfant de ce type car il risque de se borner d'autant plus.

VOTRE ENFANT EST-IL DE TYPE LYCOPODIUM ?

Personnalité

Les enfants de type Lycopodium présentent pour caractéristique essentielle le manque de confiance en eux. Ils sont dans l'ensemble timides et réservés, en particulier avec les gens qu'ils ne connaissent pas ou avec les personnes qui les impressionnent.

Il arrive quelquefois que les enfants de cette typologie dissimulent leur tempérament en devenant autoritaires et même dictatoriaux avec les autres enfants, ou même avec leurs parents. Mais dès qu'ils ne maîtrisent plus le contexte, ils recherchent toujours la présence réconfortante de leurs proches.

Peurs et inquiétudes

Les enfants de type Lycopodium craignent les interventions publiques et redoutent par exemple d'avoir à s'exprimer devant toute la classe, de peur qu'on se moque d'eux.

Cette angoisse paraît bien souvent disproportionnée mais l'ego déjà fragile de ces enfants est mis à mal s'ils se sentent en situation d'échec.

Malgré leurs craintes, ces enfants réussissent souvent très bien une fois les inhibitions vaincues. En raison de leur manque de confiance en eux et de leur sentiment d'insécurité, ils recherchent quelquefois les compromis pour éluder les jugements et cette tournure d'esprit favorise l'indécision. Ils sont extrêmement sensibles et se mettent à pleurer si on leur fait des reproches ou si on les punit.

Les enfants de ce type ont surtout peur du noir, des bruits nocturnes, des fantômes, des monstres et des animaux de grande taille, tels que les chevaux ou les gros chiens. Ils craignent également les examens, les tests ainsi que les épreuves comportant un risque d'échec.

Critères caractéristiques

* Timide, manque de confiance en soi, angoissé et inquiet
* Craint d'être surpris en situation d'échec
* Adore les sucreries et les aliments sucrés
* Sujet aux flatulences et aux ballonnements

Caractéristiques physiques

Les enfants Lycopodium sont généralement minces et élancés. Souvent assez grands et dégingandés avec une assez grosse tête comparativement au reste du corps.

Les bébés et les très jeunes enfants ont quelquefois un étrange faciès, marqué, avec des expressions d'adulte.

Goûts et dégoûts

Ces enfants n'aiment pas avoir chaud à la tête mais se couvrent le reste du corps. Obéissant à leur rythme circadien, ils se calment toujours en fin d'après-midi ou en début de soirée. Ils ne sont généralement pas du matin et souvent de mauvaise humeur au réveil.

Ils feraient bien de supprimer de leur régime les aliments flatulents tels que les choux, les haricots et les oignons qui sont la cause de ballonnements très désagréables. Ils aiment beaucoup les sucreries et les boissons chaudes.

Symptômes et maladies

* Le système digestif est fréquemment leur point faible. Les enfants de type Lycopodium souffrent de gaz intestinaux et de constipation ; cette tendance est aggravée par l'anxiété et les aliments flatulents.
* Ces symptômes sont localisés du côté droit de l'organisme, ou bien commencent à droite puis migrent ensuite vers la gauche.
* Les affections respiratoires ont tendance à se déplacer de la sphère O.R.L. à la poitrine.
* Différents problèmes spécifiques au type Lycopodium se traitent avec le remède constitutionnel Lycopodium s'il correspond exactement à la typologie individuelle.

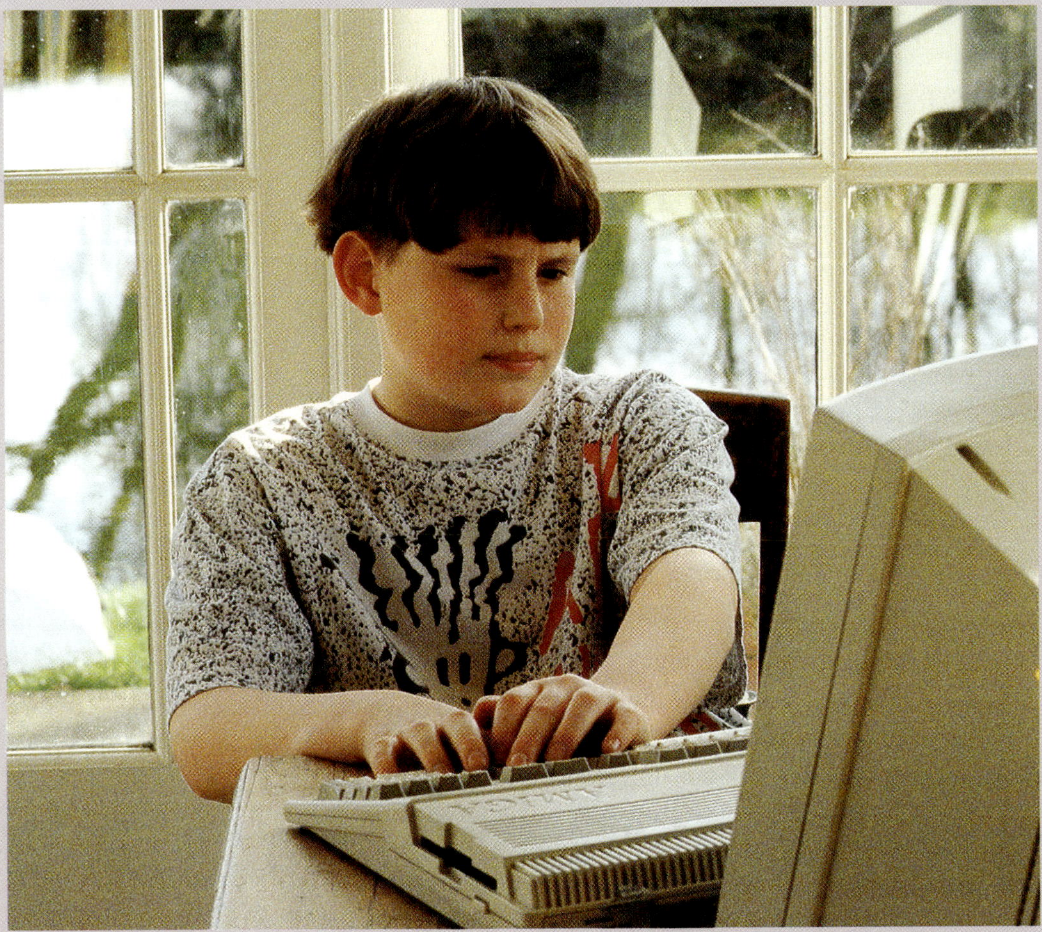

Le type Lycopodium est fait d'un mélange de détermination et de manque de confiance en soi. Cet antagonisme entretient l'angoisse de l'échec qu'il masque quelquefois par de l'autoritarisme ou de l'arrogance.

VOTRE ENFANT EST-IL DE TYPE NATRUM MURIATICUM ?

Personnalité

Les enfants de type Natrum muriaticum souffrent généralement de leur hypersensibilité naturelle. Cette fragilité n'est pas perceptible car les enfants la refoulent en profondeur.

Ces enfants préfèrent rester seuls à se morfondre et choisissent par exemple d'aller pleurer dans leur chambre. Ils n'expriment pas facilement ce qui a pu les blesser et redoutent le malentendu et la moquerie.

Vus de l'extérieur, ces enfants paraissent très autonomes et indépendants. Ils sont propres et ordonnés. Mais leur extrême susceptibilité freine pratiquement tout ce qu'ils entreprennent.

Peurs et inquiétudes

Les enfants du type Natrum mur. sont très lucides. Ils ne tolèrent pas que l'attention se porte sur eux car ils sont très gênés par les commentaires, même élogieux.

Ces enfants semblent souvent plus sages et plus responsables que leur âge. Et pourtant ils dissimulent à l'intérieur d'eux-mêmes des sentiments tels que de la mélancolie, de la culpabilité ou des remords qui peuvent passer inaperçus aux yeux des parents les plus attentifs.

Critères caractéristiques

* Très sensible aux critiques ainsi qu'aux commentaires, même élogieux
* Ne dévoile qu'en privé ses émotions cachées
* Plus sage et plus sérieux que son âge
* Autonome et indépendant

Les enfants de cette typologie prennent en général la perte d'un être cher très à cœur (Natrum mur. est d'ailleurs le remède homéopathique spécifique pour soigner la tristesse et la peine).

Il leur arrive en particulier de s'inquiéter sans raison, redoutant des événements improbables, et dans tous les cas indépendants de leur volonté ; comme, par exemple, la mort de leurs parents, de leurs proches ou de leurs animaux familiers.

Ces enfants ont aussi peur des voleurs, des intrus et, dans un autre domaine, des araignées.

Caractéristiques physiques

Les enfants Natrum mur. présentent généralement une morphologie assez fine. Ils ne grossissent pas facilement malgré leur bon appétit.

Goûts et dégoûts

Ces enfants n'aiment pas l'atmosphère confinée ou la chaleur et ont souvent mal à la tête en plein soleil.

Ils adorent souvent le sel et le salé et détestent les aliments gras, huileux ou visqueux. Leurs petits maux sont souvent aggravés en bord de mer.

Symptômes et maladies

* Problèmes liés aux allergies, tels que l'asthme ou le rhume des foins.
* Lèvres et contour de la bouche souvent crevassés ou gercés.
* Écoulements en petites quantités, aqueux, clairs ou blanchâtres.
* Différents problèmes spécifiques au type Natrum mur. se traitent avec le remède constitutionnel Natrum muriaticum s'il correspond exactement à la typologie individuelle.

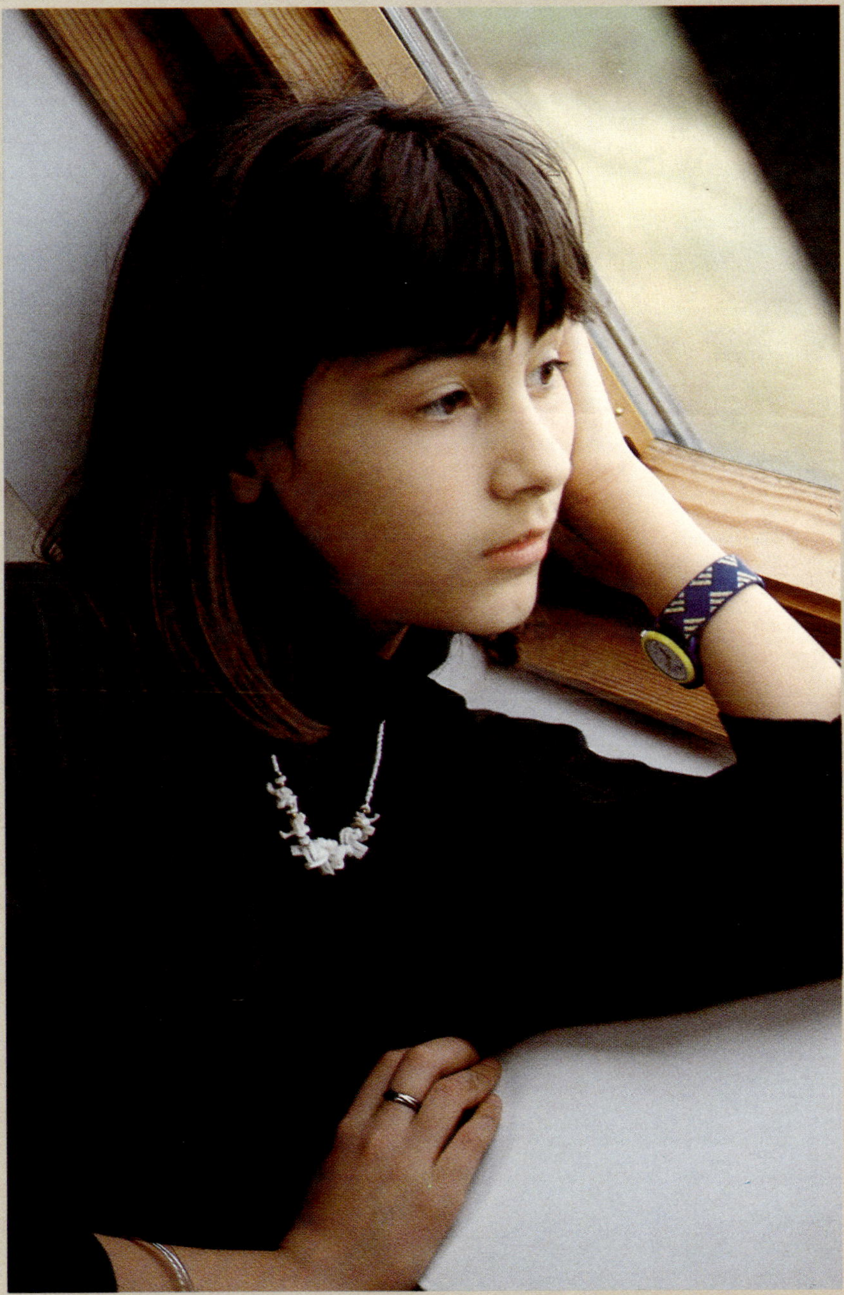

Les personnalités Natrum muriaticum sont axées essentiellement sur le personnel et le privé. Elles sont introverties et souvent assez pessimistes. Les enfants de ce type s'inquiètent de ce qui pourrait leur arriver, notamment quand les événements qu'ils redoutent sont indépendants de leur volonté.

VOTRE ENFANT EST-IL DE TYPE PHOSPHORIQUE ?

Critères caractéristiques

- Physiquement assez délicat et gracieux
- Personnalité chaleureuse et affectueuse
- Donne beaucoup d'amour et d'affection
- A quelquefois des difficulté de concentration ; facilement distrait
- Le système digestif, la gorge et le thorax sont ses points faibles
- Souvent nerveux

Personnalité

Les enfants de type phosphorique sont généralement chaleureux, sympathiques et affectueux. Ils recherchent la compagnie des autres qu'ils attirent d'ailleurs par leur spontanéité, leur curiosité et leur heureuse nature enjouée. Ainsi se font-ils rapidement et facilement des amis à qui ils expriment librement et sincèrement leurs problèmes et leurs points de vue.

Les enfants phosphoriques ont souvent une imagination vivace et peuvent être très créatifs. Ils peuvent aussi se rendre malades de surexcitation.

Peurs et inquiétudes

Ces enfants exigent beaucoup d'attention et de gratitude. S'ils en manquent, ils souffrent, s'isolent et perdent de leur enthousiasme.

Certains enfants de ce type sont extrêmement nerveux et ne supportent pas l'obscurité, sursautent aux grands bruits, notamment aux bangs d'avions et aux coups de tonnerre.

Ces enfants qui demandent et donnent beaucoup d'amour s'inquiètent facilement pour leurs parents, amis, proches, ou encore pour leurs animaux familiers. Ils sont rarement timides et s'ils le feignent ils sont trahis par leur regard pétillant et chaleureux.

Caractéristiques physiques

Les enfants de cette typologie sont quelquefois considérés comme délicats sans être malades pour autant. Ils se caractérisent en effet par une ossature relativement fine et par une certaine grâce dans leurs traits et leurs gestes.

Ces enfants sont souvent assez grands, élancés, ou même réellement maigres. Ils ont un joli teint clair et de longs cils.

Goûts et dégoûts

Les enfants phosphoriques ont souvent soif et boivent goulûment toutes sortes de boissons fraîches. Beaucoup d'entre eux aiment les épices et le sel, mais apprécient aussi les glaces (comme tous les enfants d'ailleurs !). Ils adorent qu'on s'occupe d'eux et recherchent en particulier les câlins et le réconfort.

Symptômes et maladies

- Le système digestif peut être leur point faible. Quand ils sont malades il leur arrive de vomir ce qu'ils viennent tout juste de manger.
- Ils souffrent tour à tour de diarrhées et de constipation.
- Sujets à l'hypoglycémie, cause de malaises et d'évanouissements. Il serait bon qu'ils ne sautent pas de repas.
- Saignent facilement du nez.
- La poitrine constitue un autre point faible. Les rhumes et les laryngites migrent facilement chez eux vers les bronches et les poumons.
- Différents problèmes spécifiques au type phosphorique se traitent avec le remède constitutionnel Phosphorus s'il correspond exactement à la typologie individuelle.

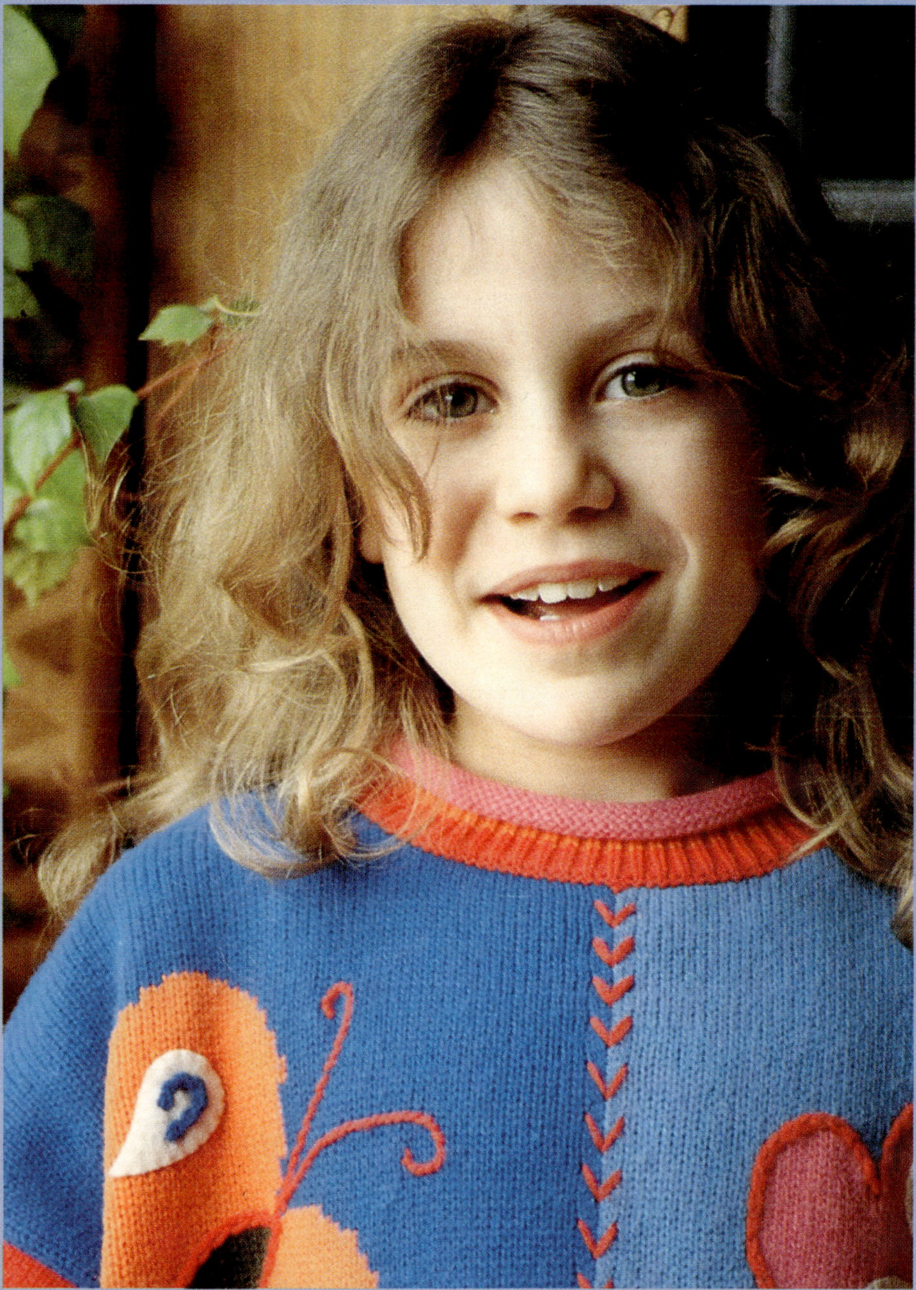

Tout le monde aime les enfants de type phosphorique pleins de vie, aux yeux brillants. Leur tempérament exalté peut provoquer chez eux des troubles dus à leur extrême surexcitation.

VOTRE ENFANT EST-IL DE TYPE PULSATILLA ?

Personnalité

Les enfants Pulsatilla craignent par dessus tout la solitude et l'abandon, et c'est là leur plus gros handicap. Ils sont timides, évitent la confrontation et essayent de donner à tout prix satisfaction, de peur d'être rejetés ou négligés par leurs parents et amis.

Ces enfants confrontés à une difficulté réagissent généralement par des pleurs ou des caprices et ne s'éloignent pas de leurs parents dans un contexte inaccoutumé. Ils supportent très mal les reproches comme les ordres.

Ils sont affectueux et aimants ; un geste ou un câlin suffisent à les consoler.

Les enfants Pulsatilla sont d'humeur particulièrement changeante. Ils conservent en grandissant cette tendance à pleurer pour un rien alors qu'ils devraient faire preuve de plus de maturité.

Par ailleurs ils peuvent être indécis. Ils aiment qu'on décide à leur place pour ne pas se créer d'ennuis. Ils ont aussi un côté jaloux, notamment vis-à-vis de leurs frères et sœurs.

Critères caractéristiques

* Redoute et craint l'abandon
* Très sensible aux événements survenant dans son existence, tels qu'un changement d'école.
* Indécis et changeant, autant dans son humeur que dans ses habitudes alimentaires et les symptômes qu'il développe
* D'allure délicate et plutôt timide.
* A besoin d'air frais

Peurs et inquiétudes

Ces enfants Pulsatilla ont donc peur d'être abandonnés. Ils sont d'un tempérament inquiet dans toutes les circonstances. Souvent très sensibles et très affectés par la perte d'un être cher ou par les petits événements de l'existence, tels qu'un changement d'école.

Caractéristiques physiques

La sensibilité qui caractérise le type Pulsatilla semble mieux correspondre à la morphologie féminine alors que les garçons n'en sont pas du tout exclus.

Ces enfants sont souvent sensibles, délicats et nerveux. Ils se montrent par ailleurs timides avec les autres enfants mais le sont moins face à des adultes ou quand ils se sentent à l'aise.

Goûts et dégoûts

Les enfants Pulsatilla apprécient les marques de sympathie. Ils aiment l'air frais, n'ont pas souvent soif et ne sont pas très frileux.

Ils évitent souvent les aliments gras ou trop riches qu'ils ont du mal à digérer.

Symptômes et maladies

* Se plaignent de divers petits malaises dont la localisation change selon leur humeur.
* Souffrent surtout d'otites et de rhumes qui migrent vers la poitrine. Ont souvent le nez bouché.
* Mouchent souvent vert-jaune.
* Sujets à des orgelets récidivants.
* Différents problèmes spécifiques au type Pulsatilla se traitent avec le remède constitutionnel Pulsatilla s'il correspond exactement à la typologie individuelle.

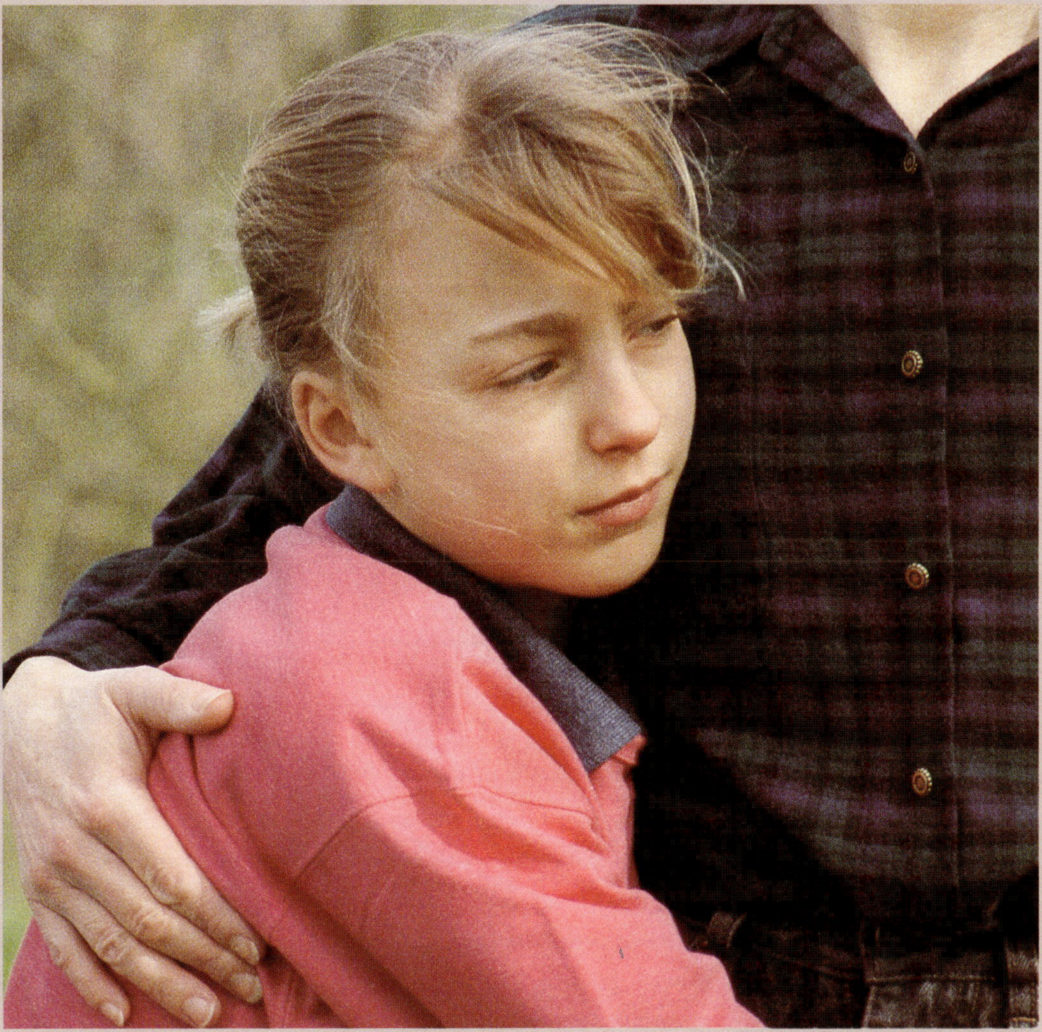

Les enfants de type Pulsatilla paraissent inquiets et capricieux. Ils sont rassurés par des marques de sympathie et s'apaisent s'ils pleurent un bon coup.

VOTRE ENFANT EST-IL DE TYPE SULFURIQUE ?

Personnalité

Les enfants sulfuriques en bonne santé sont pleins d'énergie et s'intéressent à tout. Ils ont confiance en eux et font souvent preuve d'un tempérament de meneur. Ils ont l'esprit vif et savent rapidement mettre en pratique toute nouvelle information.

La plupart des enfants de ce type sont des extravertis plutôt bavards. Quelques-uns sont plus calmes mais toujours très sûrs d'eux, avec un côté « je sais tout » quelque peu agaçant.

Ils fatiguent vite leur entourage avec leurs questions incessantes. Mais ces enfants apprennent très vite, ce qui est gratifiant.

En résumé, il s'agit d'enfants relativement égoïstes qui ne remarquent pas toujours leur entourage s'ils n'y trouvent pas un intérêt immédiat. Ils peuvent paraître assez durs et blessent souvent leurs amis plus sensibles.

Les enfants caractéristiques de ce type sont généralement assez peu soignés et paresseux et préfèrent se vautrer plutôt que de rester debout. Ils sont malgré tout dotés d'un assez bon caractère. Quand ils ne font pas preuve de mauvaise volonté ils sont d'une grande aide, notamment s'ils peuvent le faire savoir.

Critères caractéristiques

* Sûr de soi, actif et sociable
* Quelquefois égoïste et insensible aux autres
* Fort physiquement, solide et trapu
* Peu soigné brouillon et désordonné, autant en habitudes qu'en apparence
* Peu frileux

Peurs et inquiétudes

En rapport avec leur assurance et leur personnalité exubérante. Les enfants sulfuriques ne sont pas des craintifs, mais ils sont quelquefois sujets au vertige.

Caractéristiques physiques

Les enfants de cette typologie sont grands et forts. Les plus calmes d'entre eux sont plus minces. Ils peuvent avoir le visage congestionné et sont plutôt sales et débraillés.

On constate que ce tempérament robuste et actif, autant physiquement que moralement, correspond plutôt aux garçons.

Goûts et dégoûts

Les enfants sulfuriques n'aiment pas souvent l'eau et le bain et détestent ranger leur chambre !

Ils ne sont généralement pas frileux. La nuit ils laissent leurs pieds hors du lit pour prendre le frais. Ils accusent quelquefois un peu de fatigue vers 11 heures du matin car ils se dépensent beaucoup, un petit en-cas les remettra sur pied.

Ils aiment les aliments sucrés et très parfumés et ont souvent très soif.

Symptômes et maladies

* Tout peut théoriquement leur arriver mais ils sont si solides que les symptômes et les maladies d'origine psychologique se manifestent moins fréquemment.
* Ils sont quelquefois allergiques au lait qu'ils digèrent mal et qui peut leur provoquer vomissements et diarrhées.
* Ils ont aussi des problèmes cutanés de type allergique (eczéma entre autres).
* Leur épiderme est sensible et irritable.
* Différents problèmes spécifiques au type sulfurique se traitent avec le remède constitutionnel Sulfur s'il correspond exactement à la typologie individuelle.

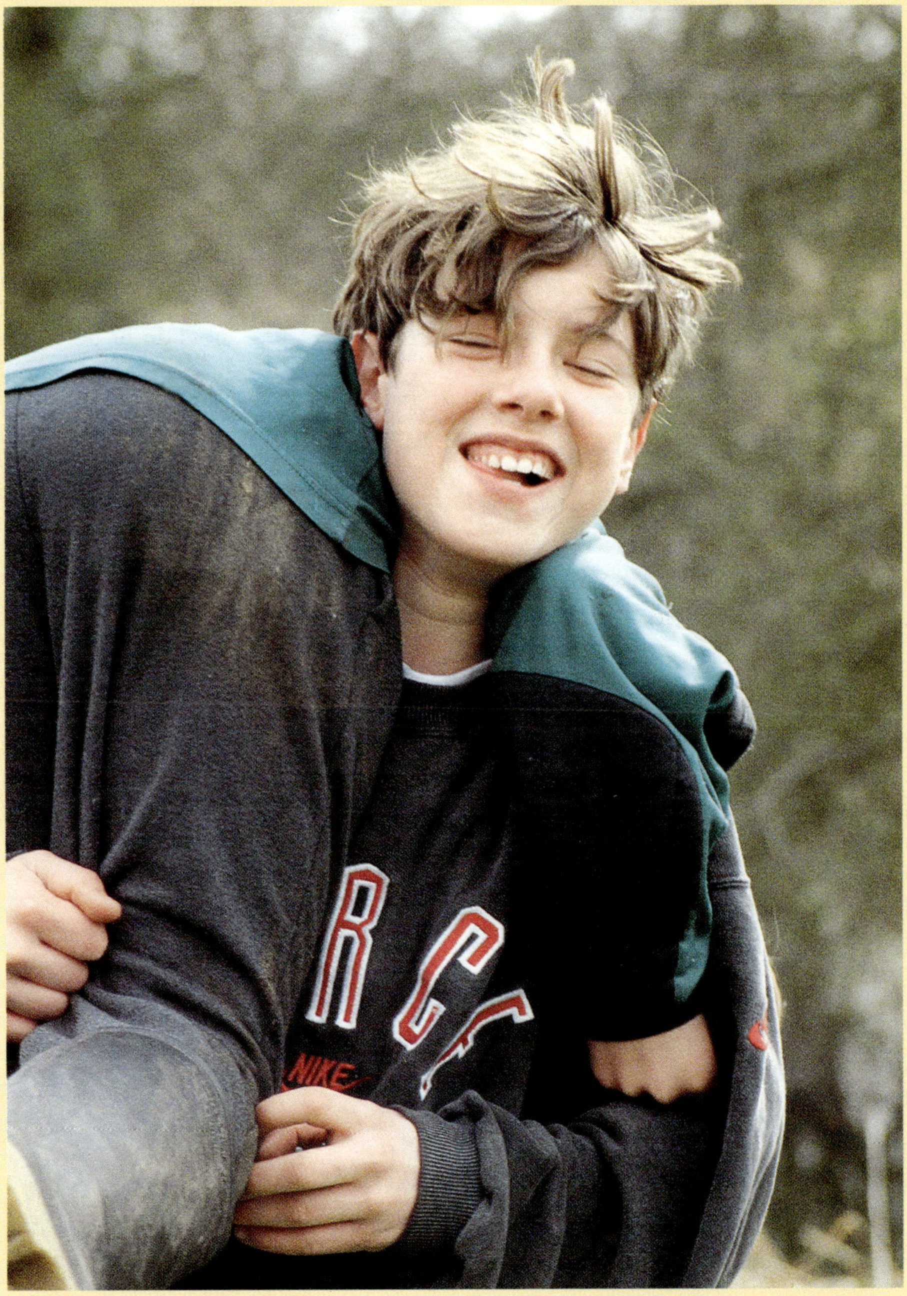

Les enfants de type sulfurique rayonnent d'énergie et de confiance en eux. Ils aiment se trouver au cœur de l'action. Ils sont quelquefois paresseux et ont tendance à retarder ce qu'ils ne tiennent pas à faire, comme se laver ou ranger leur chambre.

Chapitre 3

Le traitement des maladies les plus courantes

Ce chapitre est consacré aux petits problèmes de santé que vous pourrez traiter sans risque, par automédication, en administrant les remèdes homéopathiques appropriés. Il vous sera possible de diagnostiquer la plupart des petites maladies en vous référant à leur descriptif. Les conseils d'un médecin restent indispensables dans certains cas, et notamment pour quelques maladies infantiles.

En homéopathie, la dénomination précise de la maladie n'est pas essentielle et l'intérêt principal se porte sur les symptômes ou le modèle qu'ils reproduisent (voir p. 8).

> « L'homéopathie... traite plus de cas qu'aucune autre méthode de traitement, tout en étant plus sûre et plus économique. Il s'agit de la science médicale la plus complète qui existe. »
>
> Mahatma Gandhi (1869-1948), homme politique et guide spirituel indien.

Localisation de la maladie

Si vous choisissez le traitement homéopathique, commencez par vous référer à la « liste des maladies les plus courantes », (p. 53), qui comporte sept rubriques principales. Peut-être avez-vous déjà défini le genre de problème à traiter ; la page correspondante trouvée, vérifiez que la description et le modèle des symptômes collent bien au cas en question. Parcourez alors la liste des remèdes proposés et choisissez celui qui vous paraît le mieux adapté aux symptômes observés.

Les modalités

Faites particulièrement attention aux signes et symptômes d'ordre psychologique ou émotionnel. L'homéophatie prend en considération le patient lui-même, avec ses caractéristiques physiques et psychologiques, et pas seulement les symptômes particuliers d'une maladie. N'oubliez pas non plus de prendre les « modalités » en compte : terme homéopathique définissant les facteurs améliorants ou aggravants. Vous pourrez alors vous

Les minéraux et les roches, tels que la craie ou le silex, entrent dans la constitution de base de nombreux remèdes homéopathiques.

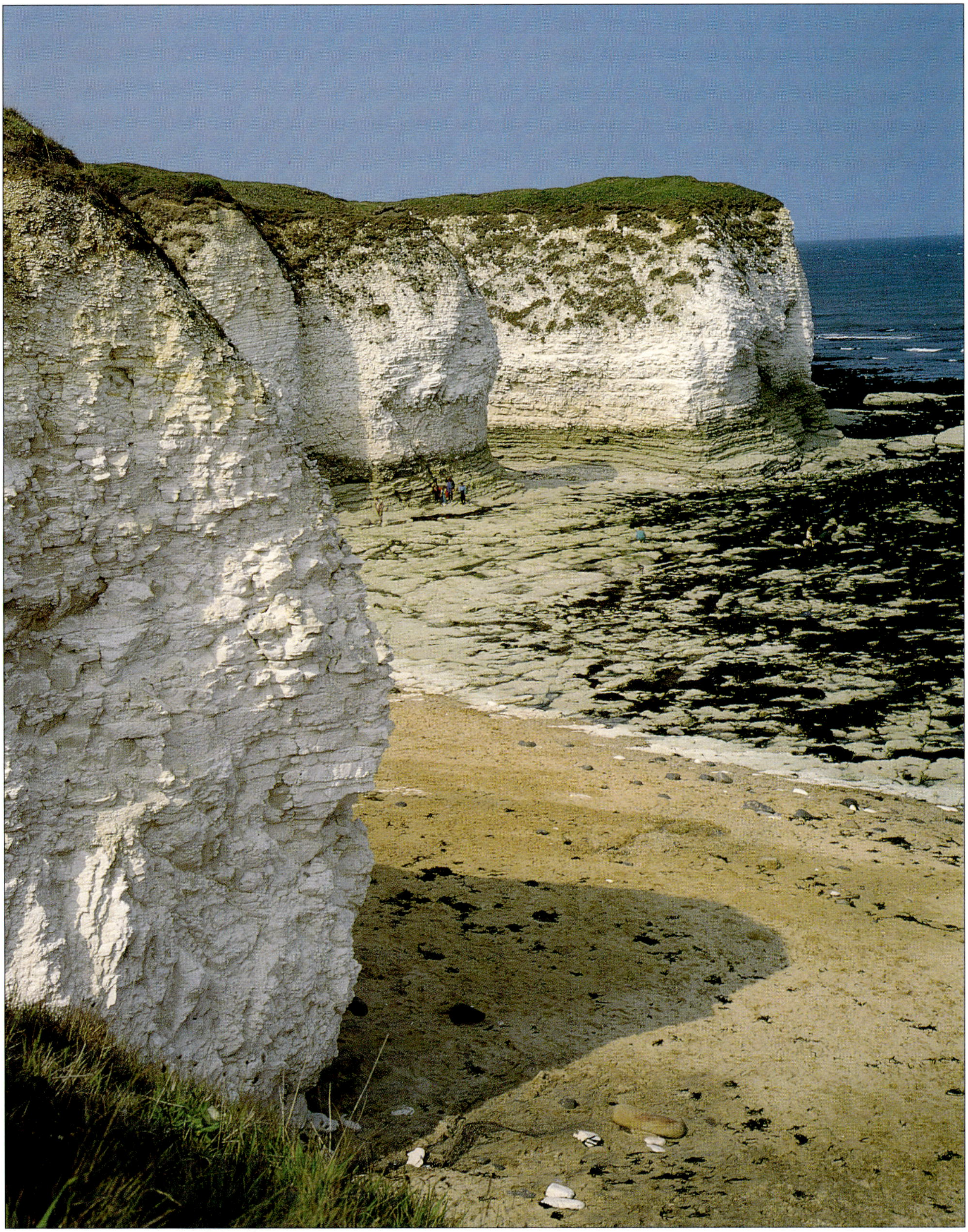

détourner de la maladie pour vous intéresser au malade lui-même, ce qui augmentera considérablement vos chances de déterminer le remède approprié qui s'avérera efficace.

Vérification du modèle de remède

Une fois le remède choisi, vérifiez sa description en vous reportant à « l'index des remèdes » (chapitre 4, p. 99). Vous avez là une version simplifiée et abrégée de la *Materia Medica*, recueil homéopathique de référence. Si les informations concernant le remède vous semblent en rapport avec votre cas, et si tout vous paraît concorder, continuez plus avant et administrez le dosage approprié, en suivant les instructions portées en légende du descriptif.

Si les informations ne vous semblent pas exactement correspondre, revenez à la description de la maladie elle-même, puis vérifiez chacun des symptômes du modèle global à la rubrique « Quel remède ? » pour affiner votre choix.

Remède inapproprié ?

Ne vous inquiétez pas si vous avez donné, ou pris, un remède inapproprié (voir p. 17). En effet vous ne risquez rien, du fait de l'extrême dilution des substances. Vous pourrez sans problème enchaîner avec un autre remède qui, espérons-le, sera le bon.

Dosages pour les problèmes non urgents

Prenez de préférence un seul remède à la fois, à raison de 3 granules par prise.

Pour réunir les conditions idéales, il faudrait théoriquement avoir la bouche parfaitement propre avant de prendre le remède, n'avoir ni bu ni mangé, ni s'être lavé les dents depuis au moins un quart d'heure. En règle générale, nous vous recommandons de laisser fondre les granules sous la langue. Ne touchez pas les granules avec les doigts.

Pour les cas non urgents, administrez 2 granules 30CH par jour (voir p. 14), ou 2 granules 5CH 3 fois par jour. Gardez en tête l'un des principes de base de l'homéopathie : « le moins égale le plus » ; plus le remède est dilué et plus son action est efficace, profonde et durable sur l'organisme.

Précautions générales

- Si vous n'êtes pas sûr d'avoir identifié la maladie ou si le diagnostic ne vous semble pas correspondre, consultez un médecin. Cette recommandation est particulièrement importante si vous êtes amené à soigner des enfants, des personnes âgées, des femmes enceintes ou des personnes qui souffrent de maladies chroniques persistantes (telles que le diabète ou l'épilepsie).
- En cas d'urgence, l'homéopathie peut s'utiliser simultanément avec d'autres traitements médicaux classiques (techniques de réanimation notamment). Mais vérifiez toujours que vous aurez une assistance médicale à disposition avant d'administrer vos remèdes homéopathiques.

Dosages pour les problèmes urgents

Pour les cas urgents ou graves vous pouvez augmenter la fréquence des doses et passer à 2 granules par heure ou par quart d'heure. Ne craignez pas les surdoses, car l'homéopathie est totalement inoffensive. Un enfant qui aurait avalé, par curiosité ou par accident, une poignée de granules ne risque pas grand-chose.

En cas d'urgence, ne perdez pas de temps et oubliez les conditions idéales « de la bouche propre ». Administrez le remède le plus rapidement possible et son effet sera pratiquement le même.

Manipulation et conservation des remèdes

Ne manipulez que les remèdes dont vous avez besoin. Jetez immédiatement ceux que vous auriez pu toucher ou laisser tomber. Ne cherchez pas à remettre les granules dans leur tube.

Conservez les remèdes dans un lieu sec et frais. Mettez-les à l'abri des odeurs, de la lumière, des vibrations et des rayonnements électromagnétiques. Refermez toujours soigneusement le tube.

Interaction avec d'autres traitements

L'homéopathie peut s'utiliser sans problème en même temps qu'un traitement allopathique traditionnel. Mais l'inverse n'est pas toujours possible, et certains médicaments risquent quelquefois d'interférer avec les traitements homéopathiques. Il est donc recommandé de consulter votre médecin avant d'arrêter ou de modifier la posologie d'un traitement médical en cours.

L'homéopathie est également envisageable en parallèle avec la plupart des autres techniques alternatives de médecine, telles que la phytothérapie. Il vaut mieux pourtant éviter les substances à base de camphre, de menthe et d'eucalyptus qui peuvent agir comme antidotes sur les remèdes homéopathiques et contrarier leurs effets.

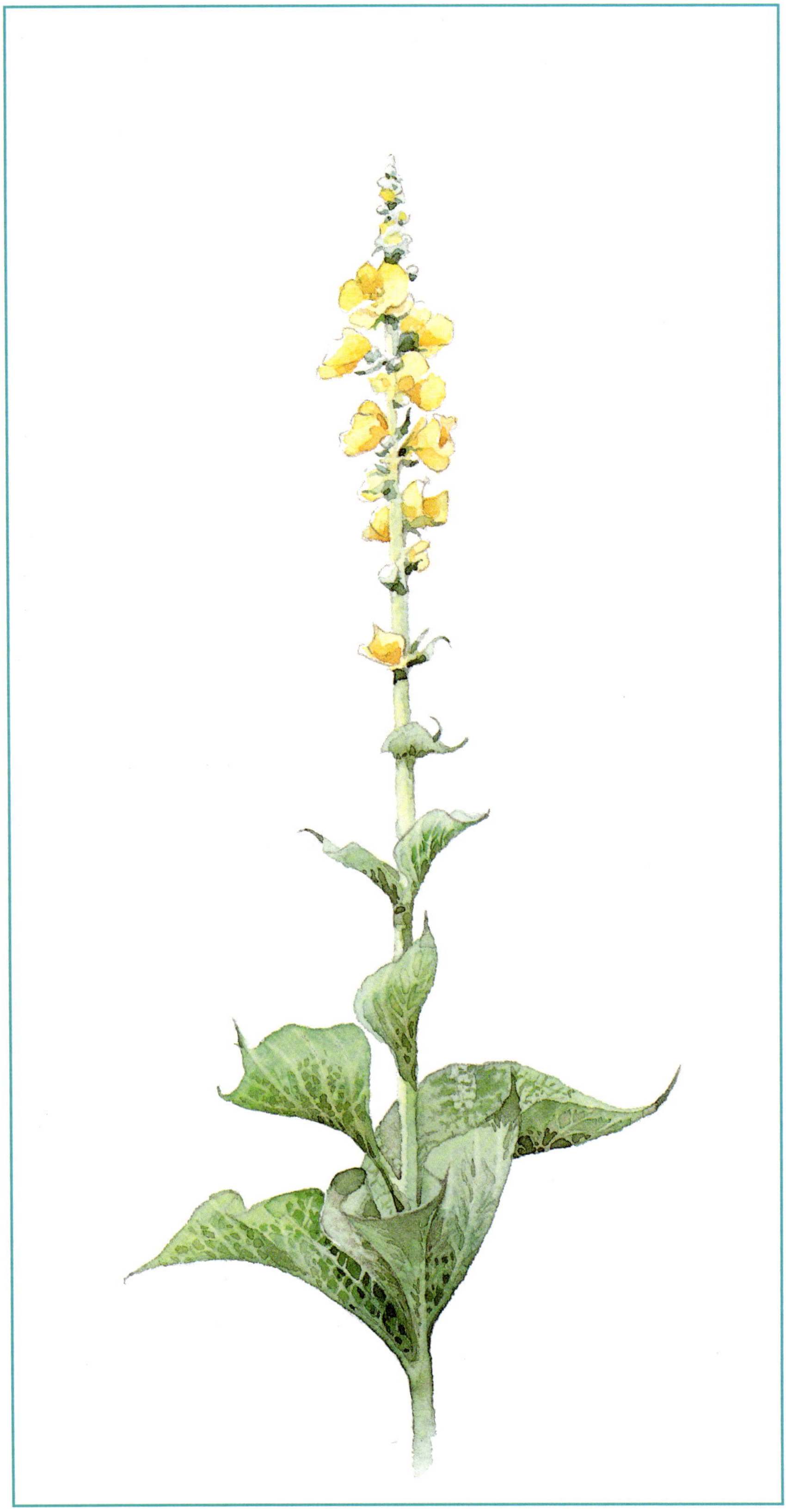

Verbascum est un remède extrait du bouillon blanc utilisé pour traiter les névralgies faciales.

LES MALADIES LES PLUS COURANTES

Rhumes, infections, fièvres

Problèmes digestifs

Problèmes féminins

Maladies infantiles

Allergies

Tensions émotionnelles et psychologiques

Accidents, urgences et traumatismes

Rhumes, infections et fièvres

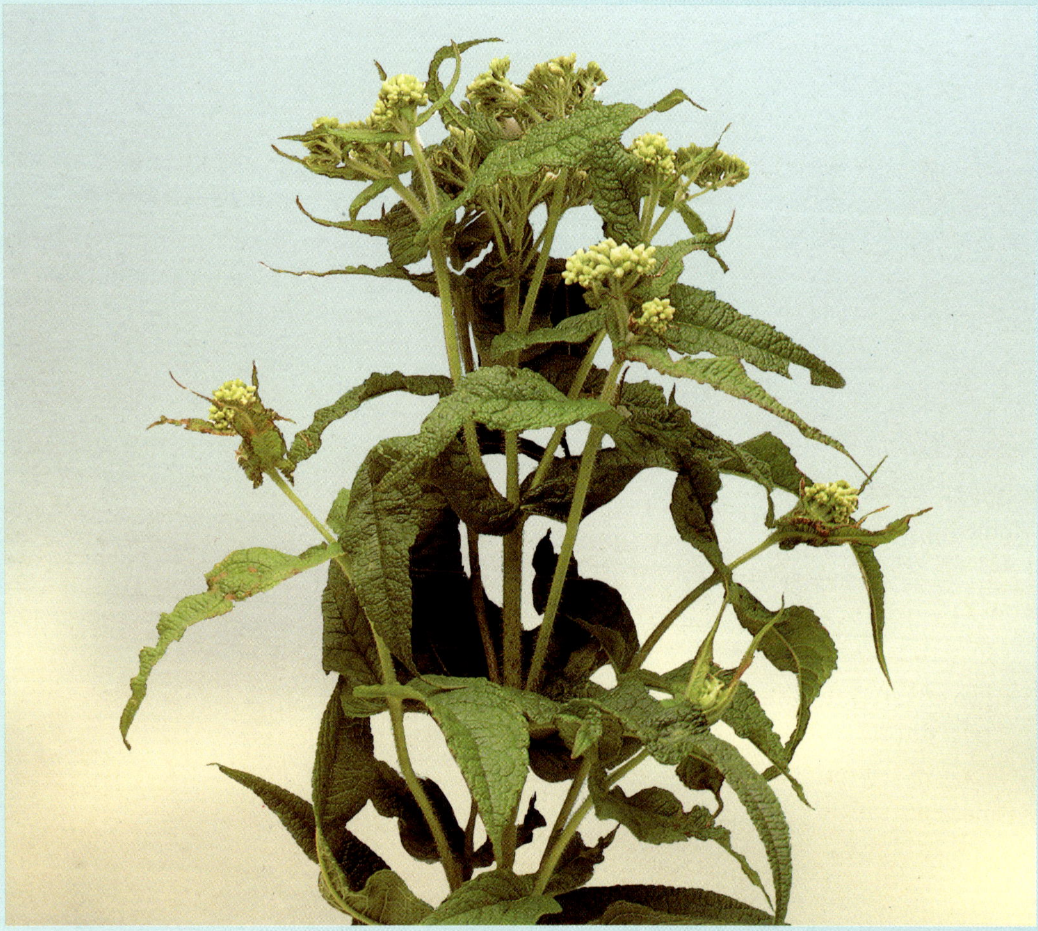

L'organisme est généralement doté d'une capacité d'autodéfense suffisante pour se débarrasser d'un rhume ou venir à bout d'une fièvre en quelques jours. Les remèdes homéopathiques contribuent par leur action à soulager les symptômes ainsi qu'à réduire la durée de la maladie en secondant les mécanismes naturels de l'organisme. Le remède Eupatorium, préparé à partir de l'herbe à la fièvre, est tout particulièrement recommandé contre la grippe, dans le cas de douleurs osseuses.

RHUME ET GRIPPE

Causes

Le rhume banal est provoqué par un virus, le rhinovirus, qui s'adapte ou mute en permanence, si bien que l'organisme n'a pas le temps de fabriquer de mécanisme de résistance. La grippe est également d'origine virale.

Symptômes

Il est quelquefois difficile de déterminer le moment où au nez qui coule, aux yeux enflammés et à la gorge irritée s'adjoignent les symptômes de la grippe (fièvre accompagnée de douleurs articulaires). D'un point de vue homéopathique, les remèdes sont pratiquement les mêmes. Un organisme en bonne santé se débarrasse d'un rhume en quelques jours. Si vous ne constatez pas d'amélioration, ou si les symptômes paraissent évoluer vers la grippe, un remède stimulera les défenses de votre organisme.

√ Repos immédiat et boissons chaudes constituent souvent le meilleur des remèdes. Tenter de résister ne fait qu'aggraver le mal.
√ En cas de grippe, gardez le lit et reposez-vous dans une chambre bien chauffée et suffisamment aérée.
√ Si vous êtes sujet à plus de deux ou trois rhumes par an, il faudra songer à renforcer votre système immunitaire. Consultez alors un homéopathe.

Quel remède ?

- Les symptômes surviennent brutalement, la nuit en particulier, ou encore après un coup de froid. Vous avez soif, de la fièvre et transpirez beaucoup. Vous êtes encore dans les premiers stades de la maladie, prenez ☞ ***Aconit.***
- Vous êtes encore dans les premiers stades de la maladie, sans symptôme dominant, hormis une sensation d'abattement et de légère soif, prenez ☞ ***Ferrum phosphoricum.***
- Le rhume s'est déclaré. Votre nez est irrité et vous mouchez un mucus transparent, vos yeux sont enflammés, vous éternuez souvent, vous frissonnez, vous vous sentez mal et éprouvez le besoin de boire de petites quantités d'eau, votre rhume risque de se déplacer vers les bronches, prenez ☞ ***Arsenicum album.***
- Votre nez est irrité et coule, vos yeux sont enflammés, brillants, pleurent légèrement mais les larmes sont aqueuses et peu abondantes, prenez ☞ ***Allium cepa.***
- Votre fièvre monte, votre visage rougit brutalement, vous souffrez d'une violente migraine, vous avez la sensation de peau chaude et pas très soif, prenez ☞ ***Belladona.***
- Les symptômes se développent lentement, vous avez excessivement soif et buvez beaucoup d'eau froide, vous êtes irritable et avez besoin de calme et de solitude, prenez ☞ ***Bryonia.***
- Le rhume s'est déplacé dans votre poitrine, vous avez des quintes de toux douloureuses, prenez ☞ ***Bryonia.***
- Vous êtes essentiellement pris de tremblements et de frissons, vous vous sentez épuisé et lourd, avec quelquefois mal à la tête et un peu soif, prenez ☞ ***Gelsemium.***
- Le rhume progresse et se transforme en grippe avec des douleurs osseuses, vous avez soif et transpirer soulage vos symptômes (sauf le mal de tête), prenez ☞ ***Eupatorium.***

TOUX ET LARYNGITE

Causes

Les toux ont des causes diverses et prennent plusieurs formes. Elles peuvent être dues à une infection, à l'air pollué ou à une irritation provoquée par l'ingestion de corps étrangers, tels qu'une arête de poisson. Nous distinguerons les toux légères ou violentes, sèches ou grasses, irritantes ou apaisantes. Définissez bien le genre de toux pour être sûr de choisir le remède le plus approprié.

Laryngite

Il s'agit d'une toux extrêmement violente et persistante qui s'observe essentiellement chez les jeunes enfants. Vous trouverez ici les remèdes destinés aux adultes. Pour les enfants, reportez-vous p. 72.

√ La plupart des gens en bonne santé guérissent de leur toux en quelques jours. Si elle persiste ou encore s'aggrave, un remède peut aider le mécanisme naturel de défense.
√ Reposez-vous dans une pièce chauffée et bien aérée. La chaleur confinée et les courants d'air peuvent constituer des facteurs aggravants de la toux.
√ La toux persistante est apaisée par l'inhalation de vapeur d'eau obtenue par ébullition.
√ Quand un enfant est atteint d'une mauvaise laryngite accompagnée de difficultés respiratoires, allez rapidement demander conseil ou chercher de l'aide auprès d'un médecin (voir p. 72).

Quel remède ?

- Votre toux est rauque, sèche et douloureuse. Elle vous force à reprendre votre respiration entre deux crises, la nuit notamment, prenez ☞ ***Aconit***.
- Votre toux est violente, sèche, douloureuse et fatigante ; elle vous soulève la poitrine à tel point que vous vous tenez les côtes. Vous buvez de l'eau froide à grands traits, vous vous sentez mieux assis et moins bien dans une pièce chauffée, prenez ☞ ***Bryonia***.
- Votre toux est incessante et bruyante, vous avez du mal à respirer et quasiment envie de vomir, vous vous tenez le ventre pour vous soulager. Votre gorge est très facilement irritée, prenez ☞ ***Drosera***.
- Votre toux est douloureuse et bruyante, s'accentue au froid ou si vous avez froid. Vous râlez en respirant et expectorez avec difficulté du mucus jaune et épais. Vous vous sentez fatigué et de mauvaise humeur, prenez ☞ ***Hepar sulfur***.
- Votre gorge vous gratte et vous toussez en inhalant de l'air frais, votre poitrine vous fait mal et vous expectorez de l'écume (expectoration spumeuse) en vous couvrant la bouche, prenez ☞ ***Rumex***.
- Votre toux est bruyante et sonore (comme un bruit de scie), vous avez la sensation de suffoquer avec une poitrine très encombrée, prenez ☞ ***Spongia***.
- En présence des symptômes de la laryngite, respiration sifflante et toux rauque en quintes épuisantes, souvent la nuit, il y a trois remèdes. Prenez d'abord ☞ ***Aconit***.
- Si au bout de quelques heures ***Aconit*** semble sans effet, prenez alors ☞ ***Spongia***.
- Si ***Spongia*** ne s'avère pas non plus efficace, prenez ☞ ***Hepar sulfur***.

FIÈVRES

Degré de fièvre

La fièvre se définit par l'augmentation de la température normale de l'organisme (37°C). Une petite fièvre, comprise entre 38 et 39°C, signale que l'organisme se mobilise contre une maladie. Une grosse fièvre (40°C et au-delà) exige l'intervention rapide d'un médecin.

Fièvres et symptômes annexes

Les remèdes préconisés ici sont efficaces quand la fièvre constitue le symptôme principal. Les symptômes secondaires vous permettent ensuite de déterminer le remède le plus approprié. Si la fièvre n'est qu'un des symptômes secondaires, reportez-vous aux pages traitant du symptôme principal, toux par exemple.

√ Une fièvre en elle-même n'est pas inquiétante. Pourtant, si elle atteint ou dépasse 40°C, le mécanisme thermorégulateur de l'organisme risque d'être trop sollicité et il faut intervenir d'urgence.
√ Il existe plusieurs méthodes pour abaisser la température du corps : se vêtir légèrement, se passer une éponge ou une serviette humide sur le visage et les bras, enfin boire frais et en grande quantité.
√ Quand une fièvre soudaine s'accompagne d'un violent mal de tête et/ou d'une douleur à la nuque, consultez d'urgence. Faites de même si la température ne redescend pas au bout de deux jours ou si vous vous inquiétez.

Quel remède ?

- Vous avez un peu de fièvre sans autre complication et une légère sensation de soif, prenez ☞ ***Ferrum phosphoricum***.
- Vous êtes brutalement pris de fièvre, notamment pendant la nuit, vous avez soif et vous ne transpirez pas, prenez ☞ ***Aconit.***
- Vous vous sentez fiévreux et mal à l'aise, vous recherchez l'air frais, vos ganglions sont enflés mais vous n'avez pas soif, prenez ☞ ***Apis***.
- Vous avez froid, vous êtes nerveux et mal à l'aise et vous buvez fréquemment de petites quantités d'eau, vous reniflez et éternuez peut-être, prenez ☞ ***Arsenicum album***.
- Vous êtes pris d'une fièvre brutale, le plus souvent nocturne, qui semble centrée au niveau du crâne. Vous souffrez d'un violent mal de tête et avez le visage congestionné. Vous n'avez pas très soif et vous transpirez, prenez ☞ ***Belladona.***
- Votre température croît lentement, vous buvez de grandes quantités d'eau fraîche, vous êtes irritable et voulez rester seul, prenez ☞ ***Bryonia.***
- Vous tremblez et frissonnez de fièvre, vous vous sentez faible et endolori, mais vous n'avez pas très soif, prenez ☞ ***Gelsemium***.
- Vos ganglions sont enflés, vous avez soif et transpirez beaucoup. Vous êtes irritable. Vous avez mauvaise haleine et salivez énormément, votre fièvre évolue par à-coups en augmentant et diminuant tour à tour, prenez ☞ ***Mercurius.***
- Vous êtes plus à l'aise à l'air frais et n'avez pas particulièrement soif. Vous vous sentez déprimé et vulnérable, prenez ☞ ***Pulsatilla.***
- Vous brûlez de fièvre et pourtant vous frissonnez du dos. Vous avez besoin de boire de l'eau glacée, prenez ☞ ***Phosphorus.***
- Vous avez de la fièvre, vous vous sentez mal à l'aise, frileux et ne voulez pas vous défaire de vos vêtements ou de votre couverture, prenez ☞ ***Rhus tox.***

GORGE IRRITÉE ET ANGINE

Causes

La gorge irritée peut être le résultat d'une infection virale ou bactérienne. Elle se résorbe habituellement d'elle-même sans traitement mais les remèdes homéopathiques peuvent accélérer le processus de guérison.

Symptômes

Un mal de gorge plus intense à la déglutition, une voix rauque et une difficulté à s'éclaircir la voix constituent les symptômes les plus classiques de la gorge irritée. L'angine se caractérise par l'inflammation et la congestion des amygdales, qui sont deux petits renflements situés dans l'arrière-gorge. À la suite d'une infection elles enflent considérablement et deviennent sensibles.

√ La plupart des cas de gorge irritée et d'angine disparaissent en quelques jours, grâce notamment à l'homéopathie. Allez consulter si le problème devait durer plus de 3 ou 4 jours car vous pouvez avoir contracté une infection bactérienne sérieuse dite à streptocoques.
√ Si vous avez la gorge irritée plus de deux ou trois fois par an, il faudra songer à renforcer votre système immunitaire. Un homéopathe vous prescrira un traitement constitutionnel.
√ Faites-vous toutes les heures, ou toutes les 2 heures, des gargarismes d'eau tiède légèrement salée pour apaiser l'irritation.

Quel remède ?

- Les symptômes se déclarent brutalement, notamment la nuit après avoir attrapé froid. Votre gorge est desséchée et vous brûle, vous avez soif et avez du mal à avaler, prenez ☞ ***Aconit.***
- Votre gorge est rouge et congestionnée. Vous n'avez pas soif, la douleur est atténuée par l'absorption de liquides froids, prenez ☞ ***Apis***.
- Votre gorge est très sensible (un peu comme si vous aviez avalé une arête de travers), vous expectorez du mucus verdâtre, vous êtes de mauvaise humeur et frileux, prenez ☞ ***Hepar sulfur***.
- Vous commencez par avoir mal à la gorge du côté gauche, ou bien encore la douleur se déplace vers la droite jusqu'à rejoindre l'oreille. Quand vous avalez quelque chose, vous avez bizarrement l'impression de la présence d'un corps étranger au fond de la gorge dont vous ne pouvez pas vous débarrasser, prenez ☞ ***Lachesis***.
- Vous avez tout d'abord mal à la gorge du côté droit, ou bien encore la douleur se déplace vers la gauche. Les liquides chauds vous font du bien et vous avez quelquefois plus mal en fin d'après-midi ou en début de soirée, prenez ☞ ***Lycopodium***.
- Vous avez mauvaise haleine, votre salive est abondante, jaune et visqueuse. Vous avez soif et transpirez beaucoup. Vous avez la gorge sèche et la langue enflée, prenez ☞ ***Mercurius***.
- Votre gorge est rouge sombre ou bleuâtre et plus vous déglutissez, plus vous avez mal et ressentez comme la présence d'un corps étranger cuisant au fond de la gorge, prenez ☞ ***Phytolacca***.
- Les symptômes se déclarent brutalement. Vous n'avez quasiment pas soif et beaucoup de fièvre. Votre visage est congestionné, vos pupilles dilatées. Vos amygdales sont luisantes, rouges et douloureuses, prenez ☞ ***Belladona***.

SINUSITE

Causes

Les sinus sont de petites cavités osseuses situées autour des orbites et au-dessus du nez. La sinusite est le résultat d'une infection bactérienne qui se manifeste par un gonflement et une irritation des muqueuses qui tapissent ces cavités.

Symptômes

Elle se manifeste par le nez bouché et purulent, le mal de tête frontal ou les douleurs faciales, et parfois la fièvre. Les rhumes et les allergies peuvent constituer des facteurs déclenchants.

√ Évitez les lieux confinés et surchauffés. Restez de préférence au frais dans un endroit bien aéré.
√ Faites des inhalations de vapeur chaude et humide toutes les deux ou trois heures pour liquéfier le mucus. Mais évitez les préparations à base de menthol, d'eucalyptus ou de camphre qui contrarient l'effet des remèdes homéopathiques.
√ Recherchez quand vous êtes allongé la meilleure position pour votre tête, de façon à éviter l'encombrement des sinus et l'aggravation de l'inflammation.

Quel remède ?

• Vous présentez les symptômes habituellement décrits et par ailleurs vous transpirez beaucoup et avez très soif. Vous avez mauvaise haleine et votre nez coule jaune-vert, prenez ☞ ***Mercurius.***

• Vous présentez les symptômes habituellement décrits et par ailleurs vous constatez un abondant écoulement jaune-vert d'un mucus nasal épais. Vous n'avez pratiquement pas soif et vous sentez mieux au frais, prenez ☞ ***Pulsatilla.***

• Vous présentez les symptômes habituellement décrits et par ailleurs vous frissonnez, vous sentez faible et avez mal dans la nuque, prenez ☞ ***Gelsemium.***

• Vous constatez un écoulement abondant de mucus nasal jaune-vert, vous avez des ganglions enflés au niveau du cou et les symptômes se sont peut-être déclarés plusieurs jours auparavant, prenez ☞ ***Silicea.***

• Vous vous sentez plus mal en fin d'après-midi ou en début de soirée. La moitié droite de votre visage est la plus sensible, prenez ☞ ***Lycopodium.***

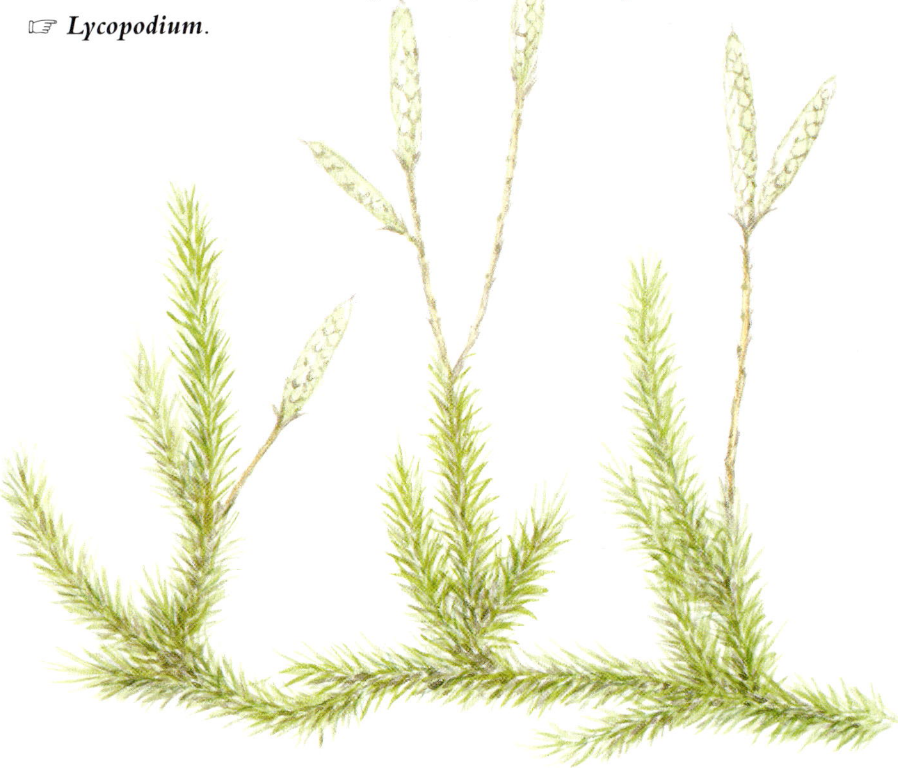

Lycopodium est un remède efficace dans les cas de gorge irritée et de sinusite quand les symptômes semblent essentiellement localisés du côté droit.

Problèmes digestifs

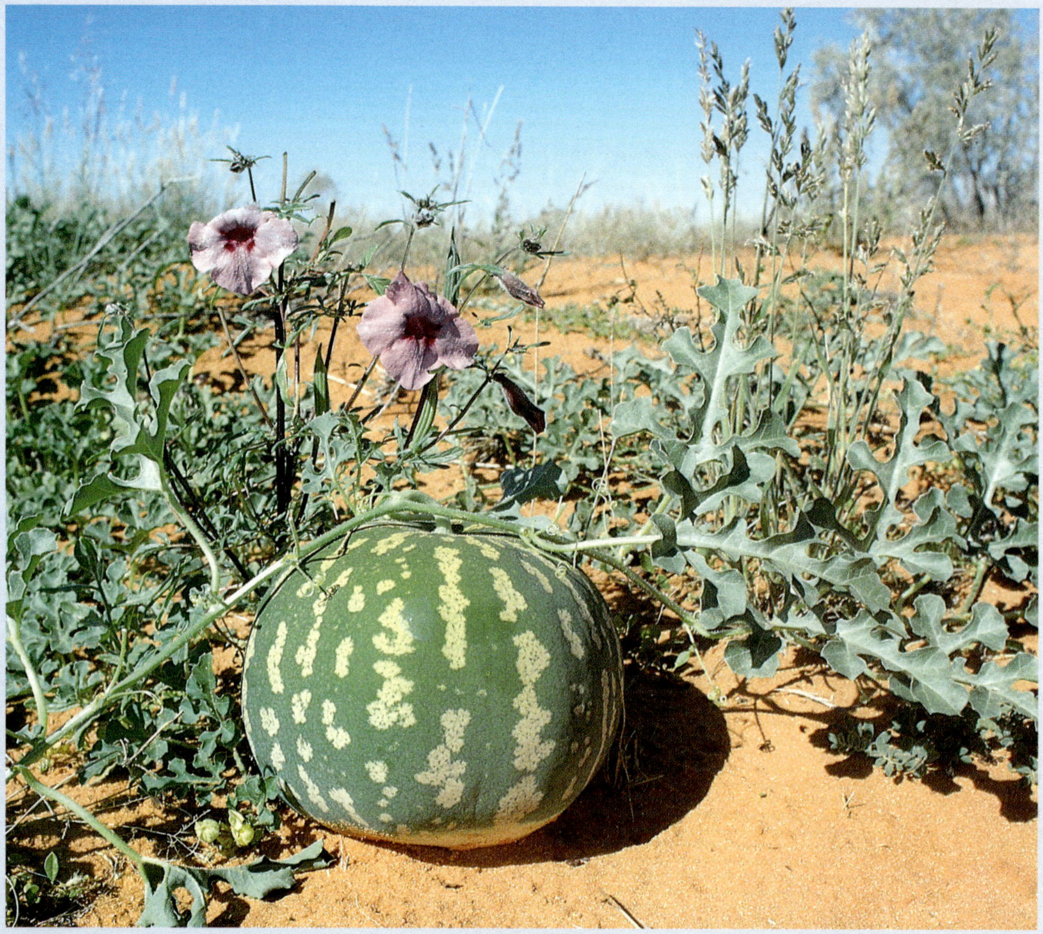

Autrefois, un grand nombre de troubles digestifs étaient causés par des germes présents dans de la nourriture avariée. Les conditions de préparation et de conservation sont bien meilleures aujourd'hui mais de tels problèmes peuvent encore survenir, souvent provoqués par des régimes inadaptés ou par des réactions vis-à-vis de substances chimiques alimentaires. Le remède Colocynthis, tiré de la coloquinte, apaise les violentes douleurs et les crampes touchant à l'appareil digestif.

DIARRHÉE

Causes

La diarrhée peut avoir plusieurs causes qui vont de la mauvaise digestion d'aliments de mauvaise qualité à l'extrême frayeur, en passant par des cas d'allergie alimentaire. Mais son origine n'est pas toujours bien claire.

Processus et moyens d'action

La diarrhée est un moyen pour l'organisme d'évacuer rapidement les parasites et les toxines de l'appareil digestif. Il est donc préférable de ne pas chercher à entraver le processus immédiatement. Suivez donc les recommandations ci-dessous et prenez un des remèdes proposés si la diarrhée persiste au bout de 6 heures.

√ La diarrhée provoque une déshydratation et une fuite de minéraux. Vous pouvez l'éviter en buvant beaucoup d'eau ou des sirops dilués. Supprimez les jus de fruits concentrés.
√ Plus vous vous reposerez et plus vite vous serez guéri.
√ Dès que vous vous sentez mieux, mangez de petites quantités de féculents tels que pain, pâtes ou riz.
√ Si une diarrhée importante persiste plus de 24 heures, ou plus de 12 heures chez l'enfant, consultez un médecin.
√ Les remèdes préconisés peuvent vous être utiles en vacances notamment, car c'est en effet le moment où vous changez de régime alimentaire et de qualité d'eau de boisson.

Quel remède ?

• Vous avez froid, de la diarrhée ainsi qu'une vague sensation nauséeuse, par ailleurs vous vous sentez faible et mal à l'aise, prenez ☞ ***Arsenicum album.***

• Vous souffrez de diarrhée, accompagnée de violentes crampes gastriques qui vous tenaillent le ventre. Vous soulagez un peu la douleur en vous recroquevillant ou en appliquant une forte pression sur la région concernée, vous êtes irritable, prenez ☞ ***Colocynthis.***

• Vous n'avez pas mal et vos selles sont très liquides, en jet. Vous buvez beaucoup d'eau froide que vous vomissez immédiatement, prenez ☞ ***Phosphorus***.

• Vos selles sont très abondantes et nauséabondes mais vous n'avez pas mal. Vous ne supportez pas l'idée de manger ou de boire, prenez ☞ ***Podophyllum***.

• Vous souffrez simultanément de diarrhée et de vomissements violents. Vous avez des chauds et froids, des crampes douloureuses et besoin d'eau glacée, prenez ☞ ***Veratrum album.***

• Vous souffrez de diarrhée consécutive à de l'angoisse, du souci, de l'appréhension ou de l'énervement, prenez ☞ ***Argentum nitricum.***

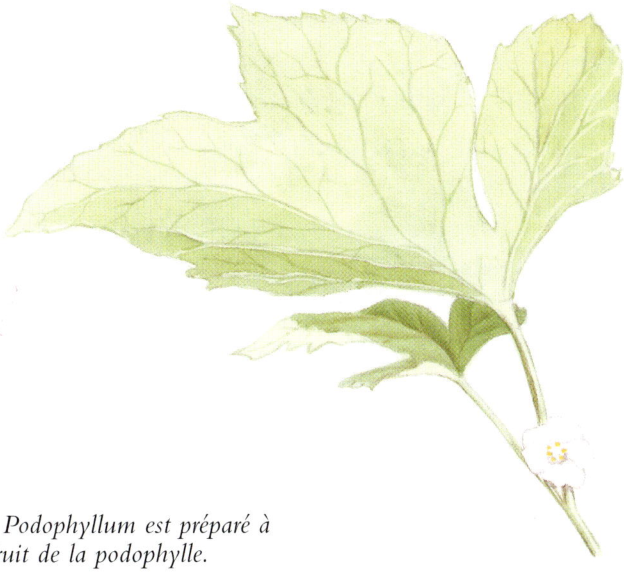

Le remède Podophyllum est préparé à partir du fruit de la podophylle.

INDIGESTION

Causes

Les origines de l'indigestion sont multiples. Elles vont de l'ingestion ou de l'absorption trop rapide ou trop importante de nourriture à des intolérances alimentaires, en passant par une mauvaise adaptation à de nouveaux rythmes.

Symptômes

Brûlures d'estomac, flatulences, crampes abdominales, hoquet et quelquefois nausée en constituent les principaux symptômes.

L'estomac, les intestins et les autres organes de l'appareil digestif résorbent généralement ce problème d'eux-mêmes, mais les deux remèdes cités sont très utiles dans les cas récalcitrants.

Quand les symptômes principaux se résument à de la diarrhée et des nausées, ou de la colique chez les enfants, reportez-vous aux pages correspondantes.

√ Si l'indigestion persiste en se localisant à droite du bas-ventre, ou si elle s'accompagne de fièvre, consultez un médecin de toute urgence.

√ Si l'abdomen se durcit comme du bois, demandez conseil, de crainte d'une péritonite.

Quel remède ?

- Vous souffrez d'une faiblesse générale ou chronique de l'appareil digestif, parfois accentuée par l'angoisse ou l'ingestion d'aliments flatulents, tels que les choux ou les haricots, prenez ☞ ***Lycopodium.***
- Vous souffrez régulièrement d'indigestions car votre alimentation est trop riche et trop alcoolisée. Les aliments séjournent en semblant peser sur votre estomac, prenez ☞ ***Nux vomica.***
- L'indigestion dont vous souffrez est doublée d'un mal de tête continuel provoqué par l'abus d'alcool, prenez ☞ ***Nux vomica.***

Nux vomica est extrait de la noix vomique, qui contient un poison violent, la strychnine. C'est un remède aussi bien d'urgence que de traitement à long terme pour de nombreux problèmes, digestifs entre autres.

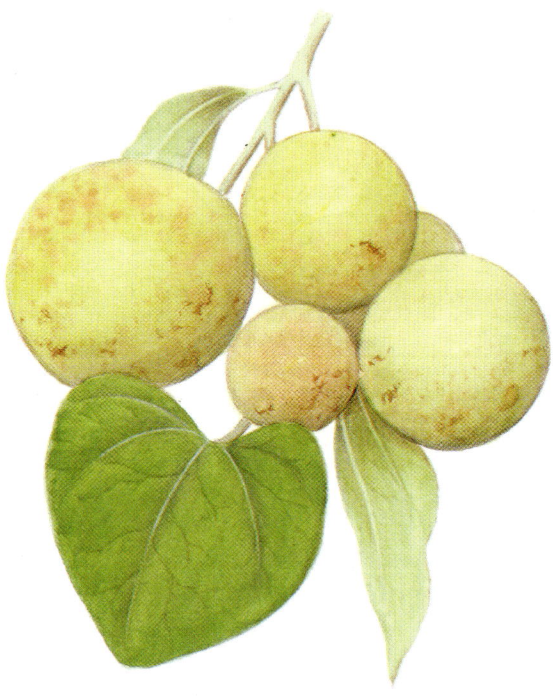

NAUSÉE ET VOMISSEMENTS

Causes et symptômes

Le vomissement est le moyen d'évacuation naturel le plus rapide pour libérer l'appareil digestif. La nausée en est un des signes avant-coureurs mais elle peut aussi révéler d'autres problèmes, tels qu'une otite responsable de vertiges et de pertes d'équilibre.

Le vomissement est généralement provoqué par une infection gastrique ou intestinale due quelquefois à la présence de germes pathogènes dans de la nourriture avariée. Il peut aussi résulter d'allergie alimentaire.

Processus et moyens d'action

Il n'y a rien à faire si les vomissements cessent spontanément au bout de quelques heures et si vous commencez à récupérer. Sinon, prenez un des remèdes préconisés pour enrayer le processus.

√ Tout comme la diarrhée (voir p. 61), les vomissements entraînent une déshydratation. Buvez de l'eau régulièrement et à petites gorgées si vous pouvez le supporter.
√ Dans le cas où les vomissements ne se sont pas taris au bout de 8 à 10 heures, consultez un médecin, notamment chez l'enfant.
√ Si les vomissements sont accompagnés de mal de tête ou d'une douleur à la nuque, consultez rapidement un médecin.

Quel remède ?

- Vos vomissements s'accompagnent de diarrhée et de douleurs gastriques. Vous vous sentez faible et mal à l'aise. Vous avez besoin de boire de l'eau à petites gorgées mais vous ne la tolérez pas, prenez ☞ ***Arsenicum album***.
- Si Arsenicum s'avère inefficace, si les symptômes décrits persistent et si vous vous sentez l'estomac creux et vide, prenez ☞ ***Phosphorus.***
- Vous avez si mal au ventre que vous avez besoin de vous allonger au calme du côté douloureux. Vous avez très soif et buvez beaucoup d'eau froide, prenez ☞ ***Bryonia.***
- Vous vomissez et avez mal à l'estomac. Vous soulagez la douleur en vous recroquevillant ou en comprimant votre estomac, prenez ☞ ***Colocynthis***.
- Les vomissements ne vous soulagent pas et la nausée persiste, mais votre langue n'est pas chargée, prenez ☞ ***Ipeca***.
- Vous vous sentez très nauséeux sans parvenir à vomir. Vous êtes irritable et avez froid. Toute nourriture vous reste sur l'estomac, prenez ☞ ***Nux vomica.***
- Vous vomissez après un coup de froid et vous sentez fiévreux, prenez ☞ ***Eupatorium***.
- Vous êtes pris de violents vomissements et avez aussi de la diarrhée. Vous avez des sueurs froides et vous buvez de l'eau glacée, prenez ☞ ***Veratrum album.***

HÉMORROÏDES

Causes

Il s'agit là d'un phénomène courant. Les hémorroïdes sont des veines variqueuses (c'est-à-dire enflées) situées autour ou en arrière de l'anus. Elles sont parfois provoquées par des efforts violents lors de l'excrétion de selles trop solides, dans les régimes pauvres en fibres notamment.

Symptômes

Les hémorroïdes présentent plusieurs degrés de gravité : démangeaisons, puis gêne, enfin douleur aiguë. Elles peuvent se localiser à l'intérieur du rectum ou encore faire une saillie protubérante au niveau de l'anus. Il arrive qu'elles se rompent lors de l'excrétion des selles et provoquent un saignement. Les remèdes préconisés soulagent les cas les plus simples.

√ Veillez à équilibrer votre régime qui doit comporter beaucoup de fruits et de légumes et des aliments riches en fibres. Vous digérerez mieux et vos selles seront plus faciles à excréter.
√ Si cette recommandation s'avère inefficace, consultez un homéopathe qui vous prescrira un remède constitutionnel (voir p. 32).
√ Si vous perdez souvent du sang ou si vos selles sont noires et présentent des caillots, consultez sans tarder. Il ne s'agit peut-être pas d'hémorroïdes et vous risquez par ailleurs d'être rapidement anémié.

Quel remède ?

- Les hémorroïdes vous font terriblement souffrir, forment une protubérance bien visible en grappe et vous avez très mal au dos, prenez ☞ ***Aesculus***.
- Vous percevez une très vive irritation et avez l'impression que vos hémorroïdes vont éclater, prenez ☞ ***Hamamelis***.
- Vous ressentez des démangeaisons et souffrez tout particulièrement au moment des poussées. Vous avez la sensation de ne pas pouvoir excréter correctement, prenez ☞ ***Nux vomica***.
- Vous souffrez d'hémorroïdes chroniques qui semblent installées et elles vous font très mal. Vous êtes sujet à des diarrhées fréquentes et matinales, prenez ☞ ***Sulfur.***

C'est l'écorce du noisetier de la sorcière qui permet l'élaboration du remède Hamamélis.

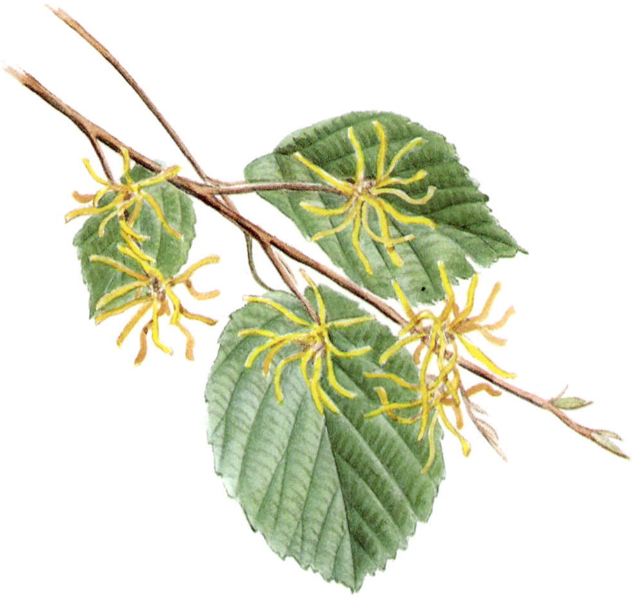

Problèmes féminins

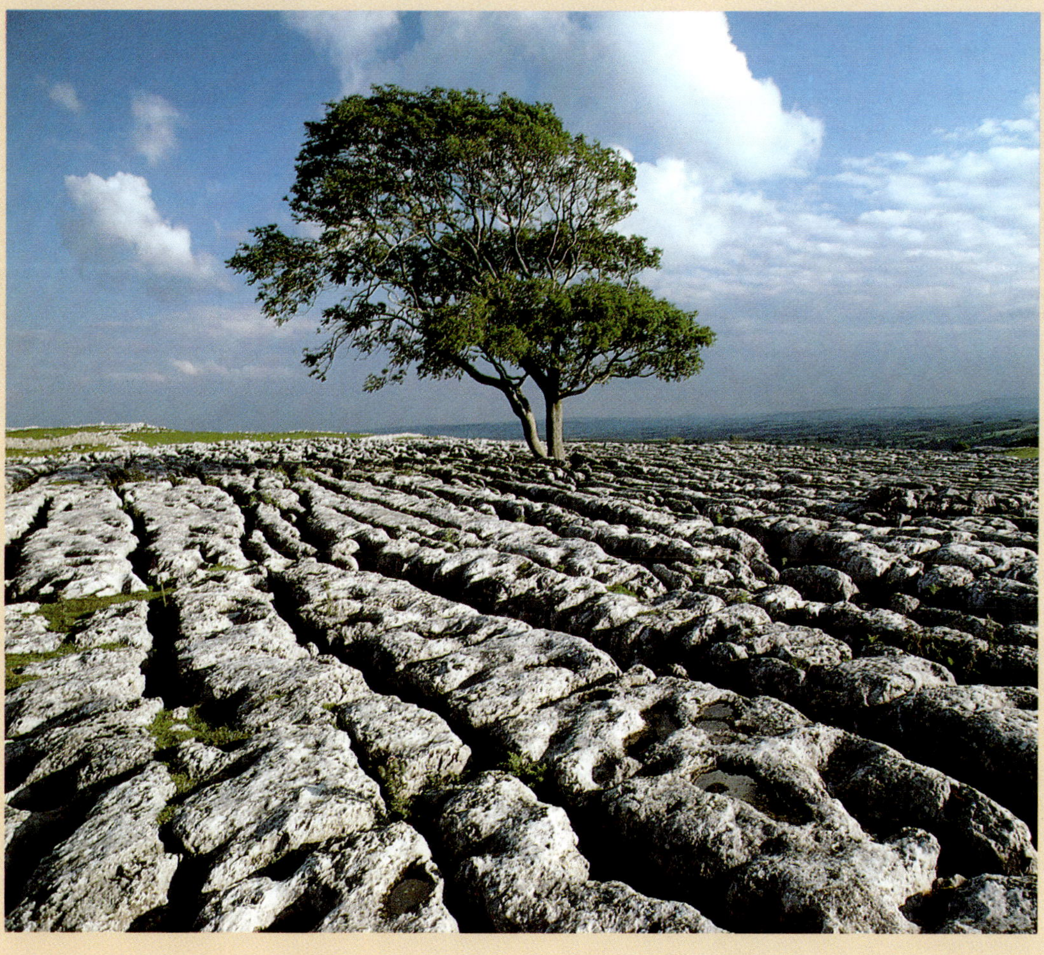

L'homéopathie constitue une méthode douce mais efficace pour traiter les problèmes féminins. Il s'agit aussi bien des difficultés rencontrées lors de certaines grandes étapes de la vie gynécologique, que d'infections et d'inflammations accidentelles, telles que la cystite. Le remède Calcarea carbonica, élaboré à partir du calcaire, est aussi très utile pour stimuler la lactation.

CYSTITE

Causes et symptômes

La cystite est une inflammation de la paroi vésicale souvent causée par une infection. Les principaux symptômes sont des sensations de brûlure lors de la miction ainsi qu'une forte et fréquente envie d'uriner sans y parvenir.

√ Surveillez tout particulièrement votre hygiène.
√ Buvez beaucoup d'eau pour purger les reins et la vessie.
√ Consultez un homéopathe en cas de récidive. Un remède peut vous aider à renforcer votre système immunitaire.
√ Si la cystite perdure au-delà de quelques jours, consultez un médecin.

Quel remède ?

• Vous avez une intolérable envie d'uriner pour quelques gouttes qui vous brûlent et vous avez terriblement mal, prenez ☞***Cantharis***. (Ce remède est généralement le premier prescrit.)

• Vous ressentez des brûlures et vous ne parvenez pas à vous contenir quand vous toussez, prenez ☞ ***Causticum.***

• Vous développez les symptômes décrits mais souffrez plus encore en fin de miction, prenez ☞ ***Sarsaparilla.***

• Vous souffrez de cystite persistante ou chronique qui s'aggrave après les rapports sexuels (« cystite de la lune de miel »), prenez ☞ ***Staphysagria.***

MÉNOPAUSE

Causes et symptômes

La ménopause correspond à l'arrêt des règles et survient généralement vers 45/50 ans. C'est un événement tout à fait naturel.
Il existe des remèdes qui peuvent soulager les malaises observés, comme les suées nocturnes ou les bouffées de chaleur.

√ Les symptômes ne durent en général que quelques mois. S'ils persistent ou s'aggravent, consultez un médecin.

Quel remède ?

• Vous avez des sautes d'humeur et des troubles émotionnels, accompagnés de bouffées de chaleur qui progressent de bas en haut, prenez ☞ ***Lachesis***.

• Vous larmoyez souvent et vous sentez triste et esseulée avec des accès de désespoir, prenez ☞ ***Pulsatilla.***

• Vous êtes irritable depuis quelque temps, vous vous désintéressez de votre famille et de vos amis malgré leurs attentions, vous avez des suées et des bouffées de chaleur, prenez ☞ ***Sepia.***

SYNDROME PRÉMENSTRUEL

Causes et symptômes

Les symptômes du syndrome prémenstruel se manifestent une semaine environ avant le début des règles. Ils vont du coup de cafard à l'irritabilité, voire même à la colère, en passant par des sentiments de tristesse proche des larmes. Les effets disparaissent généralement avec les règles mais peuvent se reproduire au début du cycle suivant (il s'agit alors de syndrome postmenstruel).

Quel remède ?

- Vous ressentez essentiellement de la jalousie et de la suspicion et vous êtes bavarde et enjouée de nature, prenez ☞ ***Lachesis.***
- Vous vous sentez triste et au bord des larmes, vous voulez rester seule et ne désirez pas partager vos sentiments, prenez ☞ ***Natrum muriaticum.***
- Vous pleurez pour un rien et vous sentez seule et abandonnée, vous recherchez la compagnie et ne supportez pas les pièces surchauffées, prenez ☞ ***Pulsatilla***.
- Vous éprouvez de l'indifférence et un total désintérêt, y compris envers ceux que vous aimez, vous êtes de mauvaise humeur et susceptible, prenez ☞ ***Sepia***.

RÈGLES DOULOUREUSES

Symptômes

Un grand nombre de femmes connaissent ces crampes et douleurs du bas-ventre pendant la période menstruelle. Elles sont en général plus intenses durant les premiers jours et s'estompent ensuite progressivement.

Le remède Lachesis est élaboré à partir du venin d'un serpent, originaire des forêts tropicales d'Amérique.

√ Les douleurs sont soulagées par l'application d'une serviette chaude, par le contact d'une bouillotte, ou encore par un massage apaisant.
√ Si les douleurs deviennent intolérables et s'accompagnent d'une hémorragie inhabituelle, consultez un médecin.

Quel remède ?

- Vous avez moins mal en vous recroquevillant ou en comprimant la zone douloureuse. Vous êtes extrêmement irritable, prenez ☞ ***Colocynthis.***
- Vous commencez à avoir mal avant les règles, la douleur est surtout localisée du côté gauche que vous ne supportez pas même d'effleurer. La douleur cesse avec le début des règles, prenez ☞ ***Lachesis***.
- Vous souffrez terriblement mais la douleur est apaisée par la chaleur ou par un léger massage, prenez ☞ ***Magnesia phosphorica.***

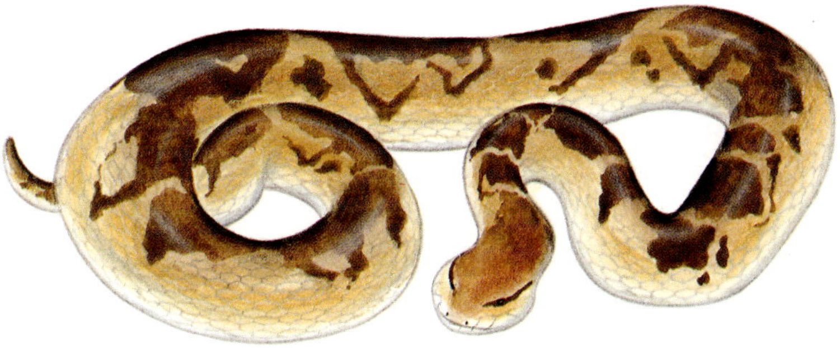

ANÉMIE

Causes et symptômes

L'anémie est généralement la conséquence d'un manque de fer qui perturbe le transport de l'oxygène sanguin. La pâleur, la fatigue, l'essoufflement, les palpitations et les problèmes digestifs en sont les principaux symptômes. Elle est plus fréquente chez les femmes du fait des règles et des grossesses qui requièrent une grande quantité de fer.

Quel remède ?

• Prenez ***Ferrum phosphoricum*** tous les jours pendant plusieurs mois si nécessaire. Ce remède est le plus utile pour traiter l'anémie ferriprive. Cessez le traitement dès que vous vous sentez mieux.

√ Consommez des aliments riches en fer, tels que le foie, les jaunes d'œufs, les crustacés, le persil, le pain complet et les légumes verts.

√ L'anémie peut avoir une autre origine qu'une carence en fer. Si elle persiste, consultez votre médecin pour qu'il vous examine et vous prescrive un bilan sanguin.

DOULEURS DES SEINS OU MASTODYNIE

Causes et symptômes

La mastodynie est le nom donné à une inflammation mammaire. Elle est plus fréquente pendant l'allaitement car les microbes pénètrent au niveau du mamelon jusqu'au tissu mammaire à travers les canaux galactophores qu'ils peuvent obstruer.

√ Si vous avez remarqué un quelconque gonflement du sein ou un nodule, et si notamment vous n'avez pas mal, consultez un médecin sans tarder.

Quel remède ?

• Votre poitrine est congestionnée et douloureuse, avec quelquefois des stries rougeâtres qui partent de l'aréole, prenez ☞ ***Belladona.***

• Vous avez la poitrine dure, pesante, douloureuse et souffrez parfois de maux de tête, prenez ☞ ***Bryonia***.

• Vous avez la poitrine pesante, granuleuse, très enflée et tendue. Les mamelons sont crevassés, douloureux et rendent l'allaitement difficile, prenez ☞ ***Phytolacca.***

• Vous allaitez avec difficulté car vous manquez de lait, prenez ☞ ***Calcarea carbonica***.

• Le manque de lait vous semble avoir des raisons psychologiques, vous vous sentez fragile et isolée, prenez ☞ ***Pulsatilla.***

Maladies infantiles

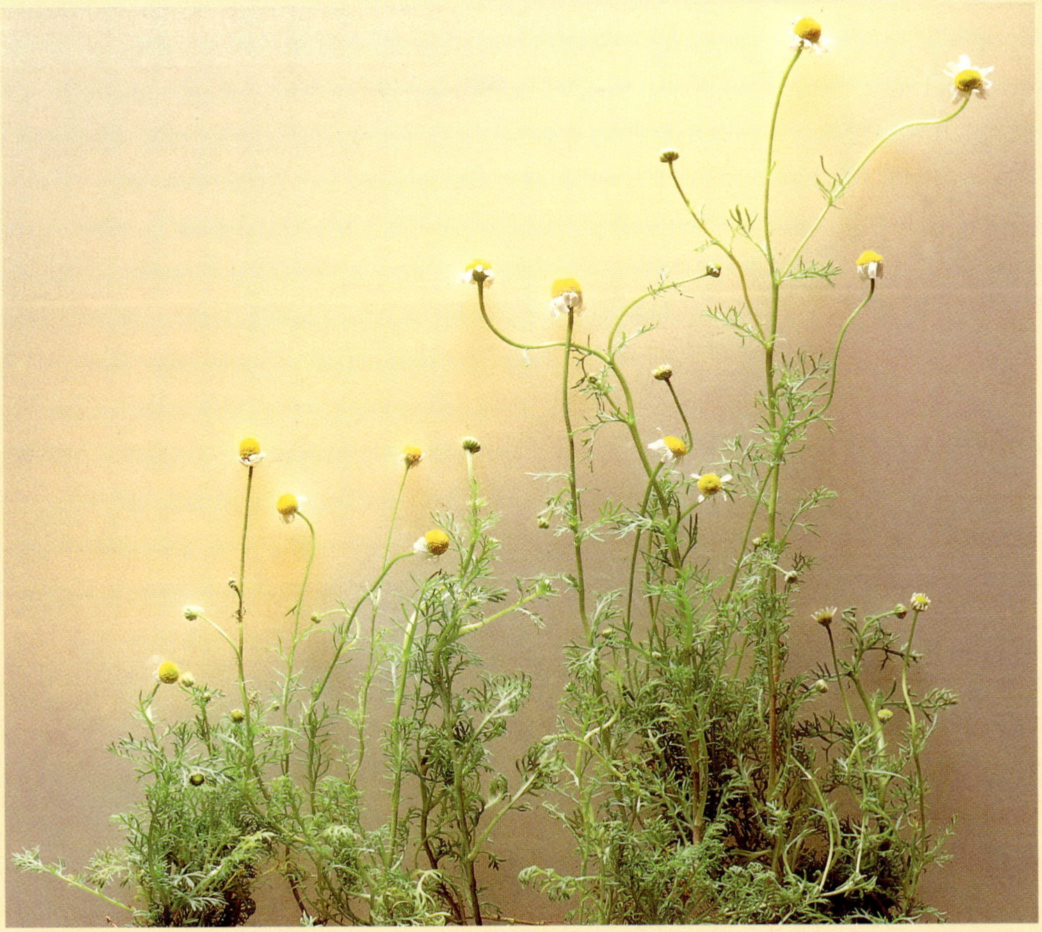

Les enfants sont tout particulièrement réceptifs aux remèdes homéopathiques tels que Chamomilla, préparé à partir de la camomille. Si le profil symptomatique n'est pas clair ou si le remède s'avère inefficace, choisissez un remède constitutionnel correspondant à votre enfant en bonne santé plutôt qu'un traitement spécifique à la maladie en cours (voir p. 32).

ASTHME

Causes et symptômes

Les causes et effets de l'asthme sont décrits dans le chapitre consacré aux allergies (voir p. 80). Il se caractérise principalement par une respiration bruyante et difficile.

Incidence de la maladie

Une véritable épidémie d'asthme a été observée ces dernières années chez les enfants. La maladie a progressé rapidement, pour atteindre une proportion de 1 sur 10 des moins de 12 ans dans certaines régions. L'asthme se déclare à tout âge en étant quelquefois associé à d'autres manifestations de type allergique, telles que l'eczéma (voir p. 74).

√ Suivez les recommandations générales (voir p. 80).
√ Les crises graves d'asthme sont spectaculaires, notamment chez les enfants, et quelquefois inquiétantes. Ne vous affolez pas, vous aiderez ainsi votre enfant à conserver son calme.
√ Cherchez rapidement du secours si vous ne savez pas quoi faire.
√ Si votre enfant est asthmatique, consultez un homéopathe. De nombreux cas réagissent très bien aux remèdes homéopathiques.
√ De même que pour l'eczéma (voir p. 74), le traitement le plus naturel et le plus efficace consiste à stimuler le système immunitaire. Consultez un homéopathe en sachant qu'il s'agit alors d'un traitement à long terme.

Quel remède ?

Les remèdes préconisés ici sont utiles dans les cas de petites crises. Si l'enfant présente des signes de détresse respiratoire et si les mesures habituelles s'avèrent inefficaces, consultez rapidement un médecin.

- La crise se déclare surtout la nuit (entre minuit et 3 heures du matin) et l'enfant se sent mieux assis ou quand il marche. Après la crise il a l'air exténué, donnez-lui ☞ ***Arsenicum album.***

- L'enfant est particulièrement irritable et même coléreux pendant la crise, donnez-lui ☞ ***Chamomilla.***

- L'énervement, l'irritation ou encore la colère semblent favoriser la crise, donnez-lui ☞ ***Chamomilla.***

- L'enfant a mal au cœur et ses bronches semblent encombrées de glaires qu'il n'arrive pas à expectorer. Il se sent mieux à l'air libre, donnez-lui ☞ ***Ipeca.***

- L'enfant est naturellement d'un tempérament affectueux et dépendant. Il supporte très mal les pièces confinées lors des crises et se sent mieux à l'air libre, donnez-lui ☞ ***Pulsatilla.***

- Les crises semblent aggravées par le temps humide ou pluvieux, par le froid ou la fatigue. Elles surviennent souvent au petit matin, donnez-lui ☞ ***Natrum sulfuricum.***

VARICELLE

Causes et symptômes

Il s'agit d'une maladie infantile courante qui atteint tout spécialement les jeunes enfants. C'est une maladie contagieuse qui doit être déclarée à l'école de votre enfant. Le virus de la varicelle est chez l'adulte responsable du zona, une éruption cutanée très douloureuse qui affecte le système nerveux. Les remèdes préconisés sont donc également efficaces en cas de zona.

La varicelle commence habituellement par de la fièvre et par des démangeaisons sur tout le corps. Il apparaît des boutons rouge foncé qui deviennent de petites pustules à contenu purulent qui forment bientôt des croûtes. Par la suite ces croûtes sèchent, se rétractent, puis se détachent. L'évolution globale de la maladie prend environ 15 jours.

√ La varicelle est rarement grave mais elle est contagieuse aussi longtemps qu'il reste des pustules.
√ Les lotions apaisantes ou les préparations comme la crème Calendula ou d'autres crèmes hydratantes calment la démangeaison. Appliquez-les seulement lorsque les pustules présentent une tête.
√ Essayez au maximum de dissuader l'enfant de se gratter. Il pourrait lui rester des cicatrices indélébiles. Mettez des moufles aux bébés et aux très jeunes enfants pour leur éviter de se gratter.

Quel remède ?

- La varicelle évolue très lentement et les boutons sont purulents. L'enfant est somnolent et tousse parfois, donnez-lui ☞ ***Antimonium tartaricum.***

- L'enfant a beaucoup de fièvre, son visage est congestionné, il a mal à la tête et sa peau tiraille, donnez-lui ☞ ***Belladona.*** (Ce remède est plus efficace administré au stade précoce de la maladie.)

- Les boutons s'infectent. L'enfant transpire et a soif, son état empire considérablement pendant la nuit, donnez-lui ☞ ***Mercurius.***

- L'enfant devient irritable, fragile, pleurnicheur et s'accroche à vous ; il se sent mieux à l'air libre, donnez-lui ☞ ***Pulsatilla.***

- L'enfant est extrêmement mal à l'aise et les démangeaisons sont si insupportables qu'il ne peut s'empêcher de se gratter, ce qui l'énerve d'autant plus, donnez-lui ☞ ***Rhus tox.***

Le remède Antimonium tartaricum est à base de tartrate, sel de l'acide tartrique présent dans de nombreux fruits, notamment le raisin.

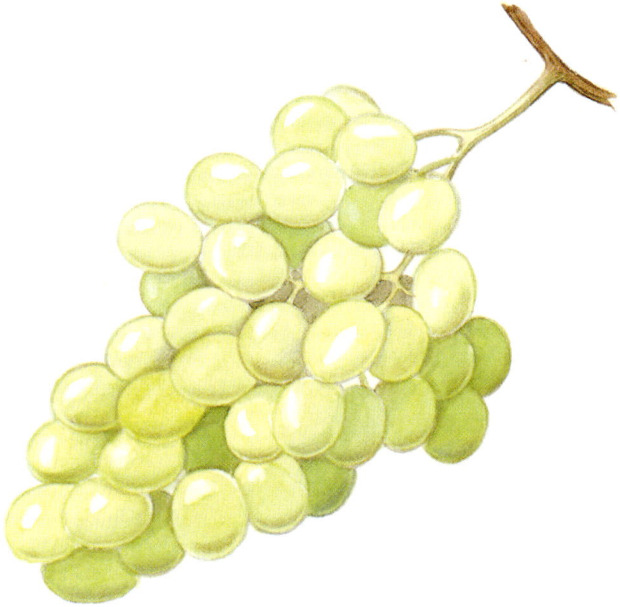

COLIQUES

Causes et symptômes

La crise de coliques est une affection banale chez les nourrissons. Il s'agit d'une forme d'indigestion (voir p. 62) qui cause des flatulences et des spasmes violents au niveau de l'abdomen.

√ La crise survient souvent au même moment de la journée, le soir par exemple, quand les parents sont fatigués eux aussi.
√ Comme les bébés et les petits enfants ne peuvent pas expliquer leurs symptômes, soyez très attentif. Si vous avez des doutes, consultez un médecin.

Quel remède ?

- L'enfant est de très mauvaise humeur et se tord de douleur, massez-lui le ventre ou comprimez-le doucement avec la paume de la main pour l'apaiser et donnez-lui ☞ ***Colocynthis.***
- Le bébé est irritable et cherche à s'étendre ou à s'arc-bouter vers l'arrière pour apaiser sa douleur, donnez-lui ☞ ***Dioscorea.***
- L'enfant se recroqueville en ramenant ses genoux pour calmer la douleur et semble aller mieux si vous lui massez légèrement le ventre ou si vous lui appliquez quelque chose de chaud, donnez-lui ☞ ***Magnesia phosphorica.***

LARYNGITE

Causes et symptômes

La laryngite se manifeste par une toux très sonore et très fatigante, souvent associée à une respiration sifflante, et qui atteint essentiellement les bébés et les petits enfants. L'enfant est souvent pris de crise ou de spasmes pendant la nuit. (Les remèdes contre la toux en général se trouvent p. 56.)

Quel remède ?

- La crise se manifeste par une toux rauque et violente qui se déclenche par quintes épuisantes survenant généralement pendant la nuit, vous avez alors le choix entre trois remèdes. Donnez-lui ☞ ***Aconit.***
- Si Aconit s'avère inefficace au bout de quelques heures, donnez-lui ☞ ***Spongia.***
- Si Spongia n'a pas non plus d'effet au bout de quelques heures, donnez-lui ☞ ***Hepar sulfur.***

√ Suivez les recommandations concernant le traitement de la toux (voir p. 56.)

√ Si l'enfant est pris d'une crise très importante, s'il a du mal à respirer et devient blanc ou bleu, appelez d'urgence un médecin.

√ La toux est quelquefois si violente et si fatigante qu'elle peut faire vomir. Préparez-vous à cette éventualité.

√ Restez calme si votre enfant est pris d'une crise car il perçoit votre anxiété, ce qui ne fait qu'aggraver son cas.

OTITES

Causes

Les otites constituent généralement le principal symptôme d'une infection de l'oreille moyenne. Certains enfants y sont prédisposés. Il est plus rare que la douleur soit provoquée par l'introduction d'un corps étranger dans l'oreille.

Symptômes

La douleur est quelquefois associée à de la fièvre et à une certaine diminution de l'audition, qui se rétablit avec la guérison. Elle peut diffuser tout autour de la tête, dans la mâchoire et le cou.

Les otites persistantes ou chroniques entraînent des déperditions auditives qui peuvent avoir des conséquences au niveau scolaire. Si vous avez des doutes, demandez à votre médecin qu'il prescrive un test auditif à votre enfant.

√ Faites en sorte que l'enfant s'allonge du côté où il est le mieux, dans une pièce calme et dans la pénombre.
√ Une serviette chaude posée sur l'oreille douloureuse soulage la douleur.
√ Si la douleur persiste plus de deux jours ou fait crier l'enfant, ou si le conduit auditif suppure, consultez un médecin d'urgence.
√ Si votre enfant souffre régulièrement de ce genre d'affection, consultez un homéopathe. Il vous prescrira des remèdes à long terme dans le but de renforcer le système d'autodéfense de l'organisme.

Quel remède ?

- Les symptômes se déclarent brutalement, la nuit notamment, ou après un coup de froid. L'enfant est inquiet, donnez-lui ☞ ***Aconit.***
- Les symptômes se déclarent brutalement, la douleur est stridente, l'oreille est congestionnée et l'enfant a de la fièvre, donnez-lui ☞ ***Belladona***.
- La douleur monte progressivement et ***Belladona*** s'avère sans effet, donnez-lui ☞ ***Ferrum phosphoricum.***
- La douleur rend l'enfant de très mauvaise humeur et il semble aller mieux si vous le prenez dans vos bras ou si vous le bercez, donnez-lui ☞ ***Chamomilla***.
- Le premier stade de l'inflammation est passé mais l'oreille semble s'infecter. L'enfant devient très irritable, se plaint de la gorge et crache des glaires jaune-vert, donnez-lui ☞ ***Hepar sulfur.***
- La douleur s'étend vers la gorge, l'enfant mouche abondamment et expectore un mucus nasal jaune et quelquefois sanguinolent. Il a soif, transpire, a mauvaise haleine, le visage enflé et des ganglions au niveau du cou, donnez-lui ☞ ***Mercurius***.
- Les symptômes apparaissent et disparaissent cycliquement. L'enfant s'accroche à vous et se sent mieux si vous l'entourez et s'il se trouve au frais, donnez-lui ☞ ***Pulsatilla.***

ECZÉMA

Causes et symptômes

L'eczéma a, comme l'asthme (voir p. 70), une origine allergique. Ils sont souvent liés, spécialement chez les enfants. Les symptômes vont de l'apparition de petites taches rougeâtres sur une peau sèche à une inflammation rouge-sang qui démange.

Quel remède ?

- Les plaies sont traitées en général par de légères applications de crème à base de ***Calendula.***

- L'eczéma et d'autres problèmes cutanés, comme le psoriasis ou l'acné, ne doivent pas être soignés sans avis médical. Vous risqueriez de fausser le diagnostic du déséquilibre sous-jacent et entraîner des complications supplémentaires. Consultez un homéopathe qui vous conseillera. Comme pour l'asthme, le moyen le plus naturel et le plus efficace de traiter l'eczéma consiste à renforcer le système immunitaire.

√ Essayez différents textiles et changez de lessive pour tenter d'éliminer les facteurs déclenchants.
√ De nombreuses marques de crèmes hydratantes sont proposées pour traiter les peaux sèches.
√ Il est indispensable d'appliquer exclusivement des substances hypoallergéniques.
√ Si l'eczéma prend des proportions inquiétantes ou s'infecte, consultez un médecin.

RUBÉOLE

Symptômes

La rubéole est habituellement une infection sans gravité qui ne nécessite pas d'intervenir. On constate une inflammation des ganglions ainsi qu'un rosissement de la peau accompagné de démangeaisons et de l'apparition de petites cloques. La période de contagion se situe quelques jours avant les premiers symptômes et se prolonge environ une semaine après. Évitez de côtoyer des femmes enceintes à cause du risque pour le fœtus. En cas d'hésitation, consultez.

Quel remède ?

- Les symptômes évoluent très progressivement, l'enfant a très soif, désire rester allongé et est irritable, donnez-lui ☞ ***Bryonia***.

- L'enfant souffre essentiellement des yeux qui sont très irrités et larmoyants, donnez-lui ☞ ***Euphrasia.***

- L'enfant mouche abondamment et expectore un mucus nasal jaune-vert, il préfère les températures fraîches, n'a pas particulièrement soif et pleurniche un peu, donnez-lui ☞ ***Pulsatilla.***

- L'enfant présente les symptômes de la grippe avec des douleurs musculaires, des tremblements accompagnés d'une soif légère, donnez-lui ☞ ***Gelsemium***.

TROUBLES ÉMOTIONNELS

Types de problèmes

La plupart des enfants souffrent temporairement de troubles du comportement ou de nature émotionnelle qui se manifestent par des sautes d'humeur, des cauchemars, des pleurs incessants, des périodes de repli et de frustration exprimés de différentes manières, soit par des hurlements, soit par une volonté destructrice. L'origine de ces troubles émotionnels est quelquefois évidente ; il peut s'agir de problèmes scolaires, de rivalité entre frères et sœurs, ou de difficultés dans l'apprentissage. Les remèdes préconisés contribuent à calmer l'enfant et à relativiser le problème en question.

√ Commencez toujours par lui parler et tenter de le comprendre. Si vous arrivez à définir l'origine de ses troubles, vous aurez fait l'essentiel du travail. Les enfants ont besoin de se sentir rassurés sur la qualité des liens affectifs, sur l'amour que vous leur portez et le degré de compréhension. L'humour peut aussi tenir une bonne place dans la relation.

√ Vérifiez que votre enfant ne présente ni sensibilité ni allergie à des substances telles que des additifs alimentaires, des médicaments ou d'autres produits encore. Ces facteurs peuvent être à l'origine de troubles du comportement.

√ Donnez-lui un des 6 remèdes constitutionnels détaillés pp. 32 à 47.

√ Pour les problèmes persistants, consultez un homéopathe.

Quel remède ?

• Votre enfant est très angoissé, surtout la nuit, et ne se console pas d'une ancienne frayeur, donnez-lui ☞ ***Aconit.***

• L'enfant manque de confiance en lui, il s'accroche à vous et peut manifester de la jalousie vis-à-vis de ses frères et sœurs, donnez-lui ☞ ***Pulsatilla.***

• L'enfant est de très mauvaise humeur, pratiquement inapprochable et rien ne semble le satisfaire ; le problème peut être lié à une douleur, d'origine dentaire par exemple, donnez-lui ☞ ***Chamomilla.***

• L'enfant tremble de peur comme s'il craignait un drame imminent, donnez-lui ☞ ***Gelsemium.***

• L'enfant paraît hypersensible et pratiquement hystérique, donnez-lui ☞ ***Ignatia.***

• L'enfant présente tour à tour des accès d'autoritarisme puis de timidité liée à un manque de confiance en lui, donnez-lui ☞ ***Lycopodium.***

• L'enfant ne veut pas se confier et préfère pleurer tout seul dans sa chambre, donnez-lui ☞ ***Natrum muriaticum.***

• L'enfant est perturbé par un événement qui l'angoisse ou qui le révolte et qu'il n'arrive pas à dominer, donnez-lui ☞ ***Staphysagria.***

ROUGEOLE

Causes

La rougeole est une maladie virale très contagieuse qui atteint surtout les petits enfants. Elle doit obligatoirement être déclarée à l'école si votre enfant est scolarisé. Elle est beaucoup plus rare qu'autrefois.

Symptômes

Le premier des symptômes caractéristiques consiste en l'apparition de petits boutons blancs dans la bouche ou à l'intérieur des joues. Les autres symptômes notables se manifestent par de la fièvre, le nez qui coule et une mauvaise toux. L'éruption se déclare ensuite ; elle commence sur le visage pour s'étendre en taches sur le thorax et moins fréquemment sur les bras et jambes. Les yeux sont parfois irrités et photosensibles.

Les taches apparaissent progressivement en 5 ou 6 jours et s'accompagnent d'une diminution de la fièvre. L'enfant se sent alors beaucoup mieux.

√ La rougeole est généralement peu grave chez un enfant en bonne santé. Prévenez toutefois votre médecin car des complications, rares, sont toujours possibles.
√ Mettez votre enfant au lit dans la pénombre d'une pièce suffisamment chauffée et bien aérée.
√ Donnez beaucoup à boire à votre enfant pour faire chuter la température.

Quel remède ?

• L'enfant est pris d'une fièvre brutale, il tousse bruyamment, son nez coule, ses yeux sont rouges, donnez-lui ☞ ***Aconit.***

• L'enfant est brûlant de fièvre et ne se sent pas bien, il est somnolent et n'a pas soif. Par ailleurs ses yeux sont gonflés et rouges, donnez-lui ☞ ***Apis***.

• La fièvre s'est déclarée brutalement. L'enfant a les pupilles dilatées et ne tolère pas la lumière. Son visage est rouge et congestionné et il n'a pas très soif, donnez-lui ☞ ***Belladona.***

• L'éruption progresse lentement ou encore ne donne pas de taches rouges. L'enfant présente une toux sèche et douloureuse, il boit beaucoup d'eau froide et veut rester couché sans bouger car les mouvements lui font mal, donnez-lui ☞ ***Bryonia.***

• Les symptômes se développent lentement en évoquant un mauvais rhume. L'enfant est fatigué, il a mal à la tête, ses paupières sont lourdes, ses muscles douloureux et il est pris de tremblements. Il n'a pas soif et se plaint de sueurs froides, donnez-lui ☞ ***Gelsemium.***

• L'éruption est suivie par un écoulement nasal jaune. L'enfant a les paupières collées, sa toux est sèche et s'accentue pendant la nuit, il se sent mieux dans une pièce fraîche et n'a pas très soif, donnez-lui ☞ ***Pulsatilla***.

Le remède Apis, élaboré à partir du venin de l'abeille, est tout à fait indiqué pour traiter les infections qui se manifestent par des gonflements et des rougeurs.

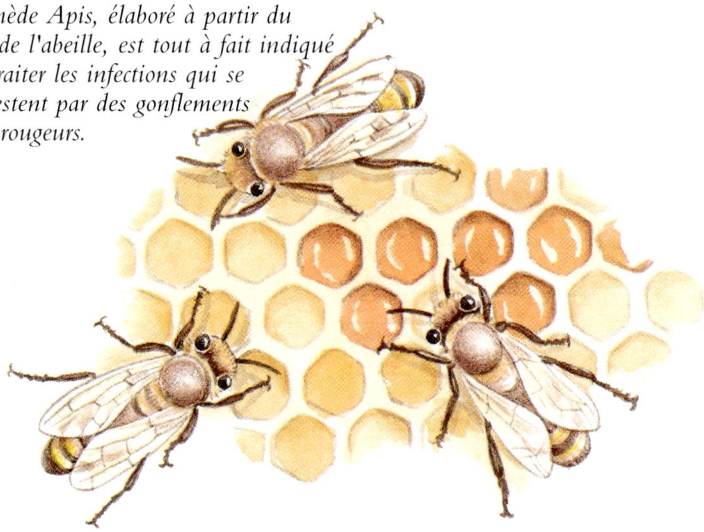

OREILLONS

Causes et symptômes

Les oreillons sont d'origine virale. Les glandes salivaires situées en avant des oreilles enflent et la fièvre peut durer dix jours. L'enfant éprouve quelquefois des difficultés à manger et à boire des liquides acides.

√ Les oreillons sont rarement graves, mais prévenez votre médecin en cas de complications éventuelles. Dans certains cas, le gonflement glandulaire peut atteindre les testicules chez le garçon et les ovaires chez les filles. Ces cas sont toutefois extrêmement rares.
√ Laissez l'enfant se reposer pendant la période fébrile et offrez-lui beaucoup à boire. S'il a des difficultés à mâcher, donnez-lui des aliments liquides (soupe, yaourt, etc.).

Quel remède ?

- Les symptômes se déclarent brutalement, l'enfant est angoissé, mal à l'aise et assoiffé, donnez-lui ☞ ***Aconit.***
- Les glandes enflammées sont tendues, très enflées et rouges. L'enfant se sent mal, il a chaud, recherche la fraîcheur mais n'a pas soif, donnez-lui ☞ ***Apis***.
- La maladie progresse lentement et les glandes sont fermes au toucher, tendues et douloureuses. L'enfant est irritable, il a très soif et désire rester tranquille car bouger lui fait mal, donnez-lui ☞ ***Bryonia.***
- L'enfant salive abondamment et a mauvaise haleine. Il transpire, a soif, est irritable et souffre de chauds et froids, donnez-lui ☞ ***Mercurius.***
- L'enfant pleurniche et s'accroche à vous, ou encore recherche l'air frais et n'a pas soif, donnez-lui ☞ ***Pulsatilla.***
- L'enfant n'est pas bien mais se sent plutôt mieux au chaud, donnez-lui ☞ ***Rhus tox***.

DOULEURS DENTAIRES

Causes et symptômes

La plupart des bébés et des jeunes enfants souffrent lors de leur première poussée dentaire. Un remède homéopathique peut soulager leur douleur.

√ Donnez souvent à boire des liquides frais par petites gorgées.
√ L'enfant est soulagé quand il mordille un anneau dentaire ou un objet similaire.

Quel remède ?

- Le bébé est très énervé et lance des objets à travers la chambre, mais il se calme si vous le bercez ou si vous le portez dans vos bras, donnez-lui ☞ ***Chamomilla.***
- Le bébé geint, pleurniche, s'accroche à vous mais se calme dans une pièce fraîche, donnez-lui ☞ ***Pulsatilla.***

COQUELUCHE

Causes

La coqueluche est une maladie d'origine bactérienne qui affecte principalement les voies respiratoires et les poumons.

Symptômes et progression

Les symptômes sont habituellement ceux d'un rhume, accompagnés d'une légère fièvre et d'un écoulement nasal. La toux, qui permet d'expectorer le mucus pulmonaire, va en s'accentuant environ huit jours plus tard. Le son caractéristique est dû à la reprise de souffle de l'enfant après une crise. La maladie peut durer encore une semaine et peut être très épuisante.

La coqueluche fait partie des maladies contre lesquelles l'enfant est vacciné ; toutefois, quelques enfants en sont dispensés du fait de contre-indications liées à des antécédents familiaux. Les remèdes homéopathiques peuvent contribuer à renforcer le mécanisme de défense anti-infectieux de l'organisme, mais les recommandations de votre médecin sont indispensables.

Quel remède ?

Au tout début, avant que la toux caractéristique ne s'installe, vous ne pouvez pas savoir s'il s'agit vraiment de coqueluche, alors traitez comme pour un rhume ou une grippe (voir p. 55). Lorsque la toux s'aggrave, essayez un remède pour la toux ou la laryngite (pp. 56 et 72). Puis, lorsque la toux de coqueluche commence, essayez l'un des remèdes suivants :

- La toux est sèche et douloureuse et s'aggrave en mangeant ou en buvant (malgré la soif) et l'enfant appuie ses mains sur sa poitrine lorsqu'il tousse à cause de la douleur, donnez-lui ☞ ***Bryonia.***
- L'enfant se plaint que la toux lui chatouille la gorge et les spasmes finissent par le faire vomir, avec du mucus, donnez-lui ☞ ***Coccus cacti.***
- La toux est grave, comme un aboiement venant de l'abdomen, et ne semble pas finir, l'enfant a des haut-le-cœur ou vomit, les symptômes empirent la nuit ou lorsqu'il est allongé, donnez-lui ☞ ***Drosera.***
- L'enfant se sent nauséeux et vomit du mucus et les bronches sont encombrées avec une sensation de suffocation, donnez-lui ☞ ***Ipeca.***

√ La coqueluche est particulièrement grave chez les bébés avant 1 an.

√ Il est essentiel d'informer votre médecin de la maladie et de suivre ses recommandations parallèlement au traitement homéopathique que vous administrez.

√ Aidez l'enfant à s'asseoir en se penchant en avant au moment des crises de toux car c'est généralement la meilleure position.

√ Limitez les risques de vomissements qui accompagnent souvent les spasmes en proposant à l'enfant de petites collations après chaque crise de toux.

Allergies

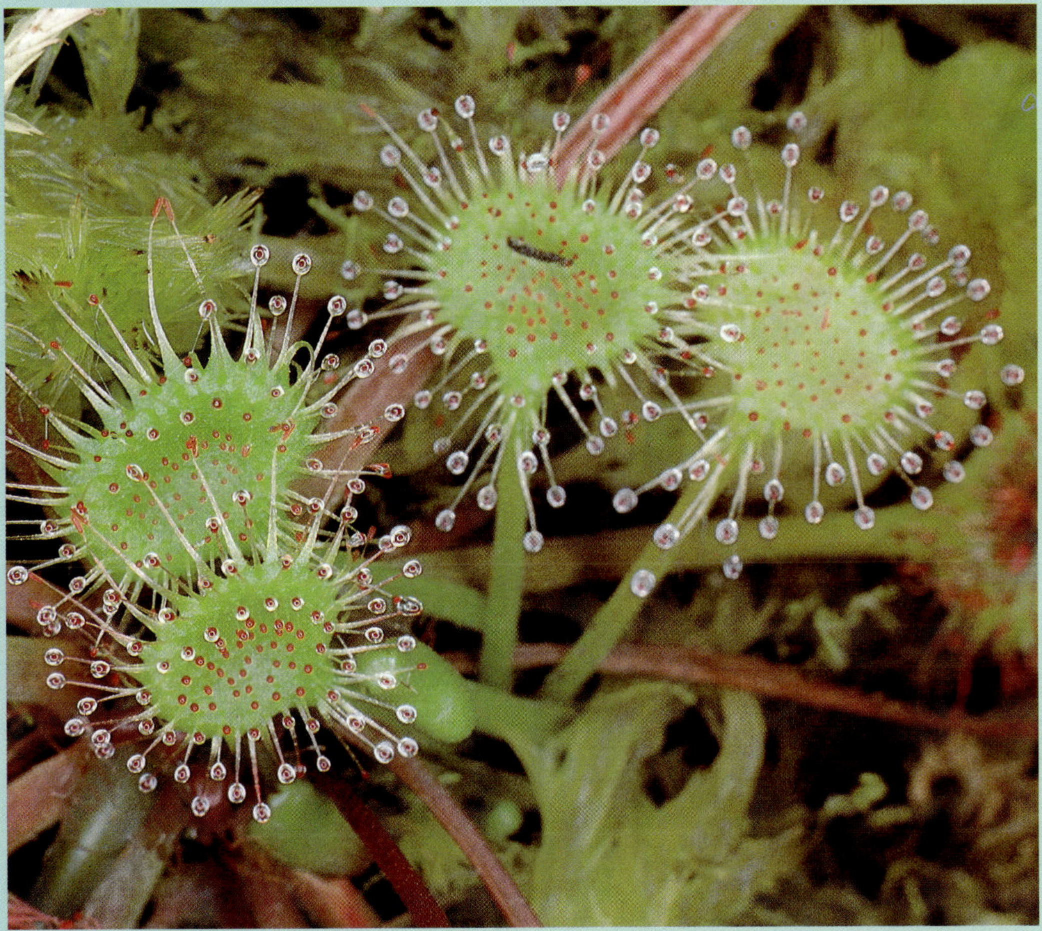

Une allergie se définit par l'hypersensibilité et la réactivité défensive de l'organisme à une substance habituellement inoffensive. Les allergies sont devenues plus fréquentes ces dernières années, probablement en raison de la conjonction de divers facteurs, dont l'environnement et les modes de vie. Le remède Drosera par exemple, extrait de la plante insectivore du même nom, apaise les crises de toux qui sont souvent aggravées par des phénomènes allergiques.

ASTHME

Causes

L'asthme est une réaction allergique qui se manifeste par un rétrécissement des bronchioles pulmonaires. Le mucus commence par remplir puis par obstruer les voies respiratoires. Une faiblesse du système immunitaire souvent due à plusieurs facteurs (hérédité, régime alimentaire, consommation de médicaments) serait à l'origine de l'asthme.

Il existe plusieurs déclencheurs secondaires, tels que le pollen des fleurs, la poussière domestique, les poils, les acariens, les produits laitiers (ou encore ceux à base de blé), l'air frais, la gymnastique ou le stress. Les enfants y sont plus particulièrement exposés (voir p. 70).

Symptômes

La difficulté et le sifflement respiratoire en sont les symptômes. Les crises varient d'une respiration bruyante à des incidents extrêmement spectaculaires où le malade semble lutter pour trouver son souffle.

Quel remède ?

Les remèdes préconisés ici sont utiles pour traiter les crises mineures. Si votre souffle vous manque de façon inquiétante et si les méthodes habituelles s'avèrent inefficaces, allez chercher du secours de toute urgence.

- La crise se déclenche surtout la nuit (entre minuit et 3 heures) et vous vous sentez mieux assis, ou debout à marcher. Vous vous sentez exténué après la crise, prenez ☞ ***Arsenicum album.***
- Vous vous sentez particulièrement irritable et colérique pendant la crise, prenez ☞ ***Chamomilla.***
- La tension, la contrariété ou la colère favorisent le déclenchement de la crise, prenez ☞ ***Chamomilla.***
- Vous êtes nauséeux, vos poumons semblent encombrés de mucus que vous ne parvenez pas à expectorer, vous vous sentez mieux à l'air frais, prenez ☞ ***Ipeca.***
- Vous êtes naturellement d'un tempérament affectueux et dépendant. Vous supportez très mal les pièces confinées et vous sentez mieux à l'air libre, prenez ☞ ***Pulsatilla.***
- Les crises semblent accentuées par temps humide ou pluvieux, par le froid ou la fatigue. Elles surviennent souvent au petit matin, prenez ☞ ***Natrum sulfuricum.***

√ Le traitement médical classique comporte habituellement des antihistaminiques en inhalation. Les remèdes homéopathiques peuvent s'utiliser en parallèle sans contre-indications.

√ Une grave crise d'asthme peut être fatale. Allez chercher du secours de toute urgence.

√ Consultez un homéopathe pour envisager un traitement à long terme dans le but de renforcer le système d'autodéfense de l'organisme et d'éliminer l'origine des crises, ce qui peut prendre un certain temps.

RHUME DES FOINS

Causes et symptômes

Le rhume des foins est un ensemble de réactions allergiques qui affecte les voies nasales, les yeux et quelquefois la gorge. Il est habituellement provoqué par de minuscules grains de pollen en suspension dans l'air et émanant des plantes, herbacées en particulier, des fleurs et des arbres. La poussière domestique, les poils d'animaux ou les plumes d'oiseau peuvent provoquer des réactions semblables.

Les principaux symptômes se manifestent par des voies nasales encombrées, des yeux irrités, des éternuements et parfois un mal de gorge. Cette série de manifestations se produit durant la saison du pollen, les mois d'été notamment, et la crise dure quelques heures. Prenez les remèdes dès l'apparition des premiers signes cliniques.

√ Recherchez l'origine de l'allergie. Apparaît-elle plus fréquemment à certaines périodes ou à proximité de certaines plantes ? Prenez des mesures pour réduire les risques, en restant à l'intérieur par exemple.
√ Portez des lunettes teintées pour ne pas avoir mal aux yeux à la lumière.
√ Faites sécher votre literie et vos vêtements à l'intérieur plutôt qu'à l'extérieur, afin d'éviter au pollen de s'y déposer.
√ Consultez un homéopathe pour envisager un traitement à long terme.

Quel remède ?

- Votre nez ne cesse de couler et l'irritation vous fait terriblement mal, vos yeux picotent et larmoient, vous éternuez violemment, prenez ☞ ***Allium cepa.***

- Votre nez est complètement bouché mais continue néanmoins de couler transparent, vos yeux sont larmoyants et vous ne pouvez pas vous empêcher d'éternuer tant que dure la crise, prenez ☞ ***Arsenicum album.***

- Vos yeux sont plus douloureux que votre nez, et vos larmes irritantes alors que le mucus nasal ne l'est pas, prenez ☞ ***Euphrasia.***

- Votre nez vous picote sans cesse, une narine sur deux est bouchée, la crise est accentuée par le parfum des fleurs, vos yeux sont irrités et larmoyants, vous éternuez pratiquement constamment, prenez ☞ ***Sabadilla.***

Le remède Allium cepa est extrait de l'oignon rouge, lui aussi responsable d'irritation oculaire et d'écoulement nasal.

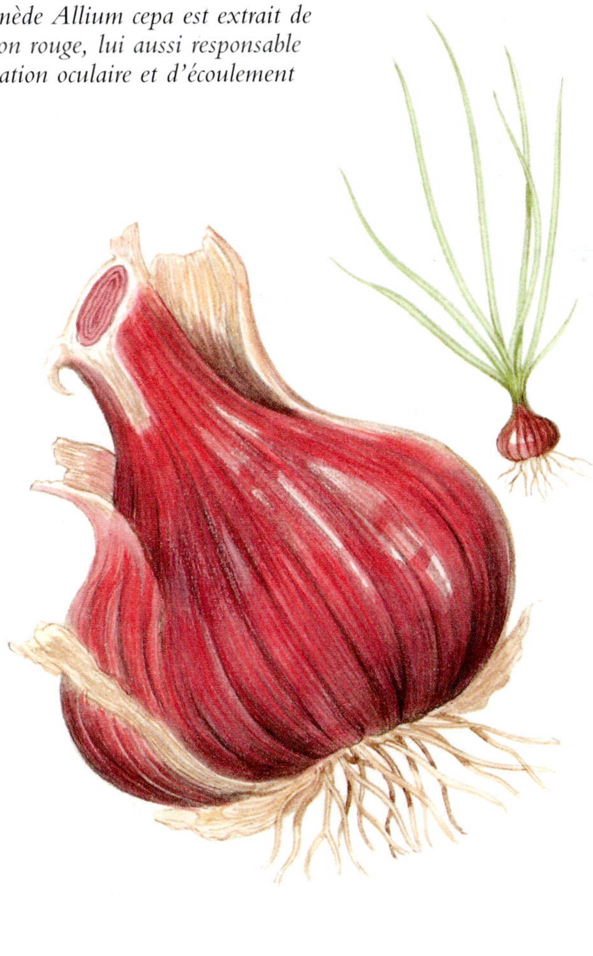

Tensions émotionnelles et psychologiques

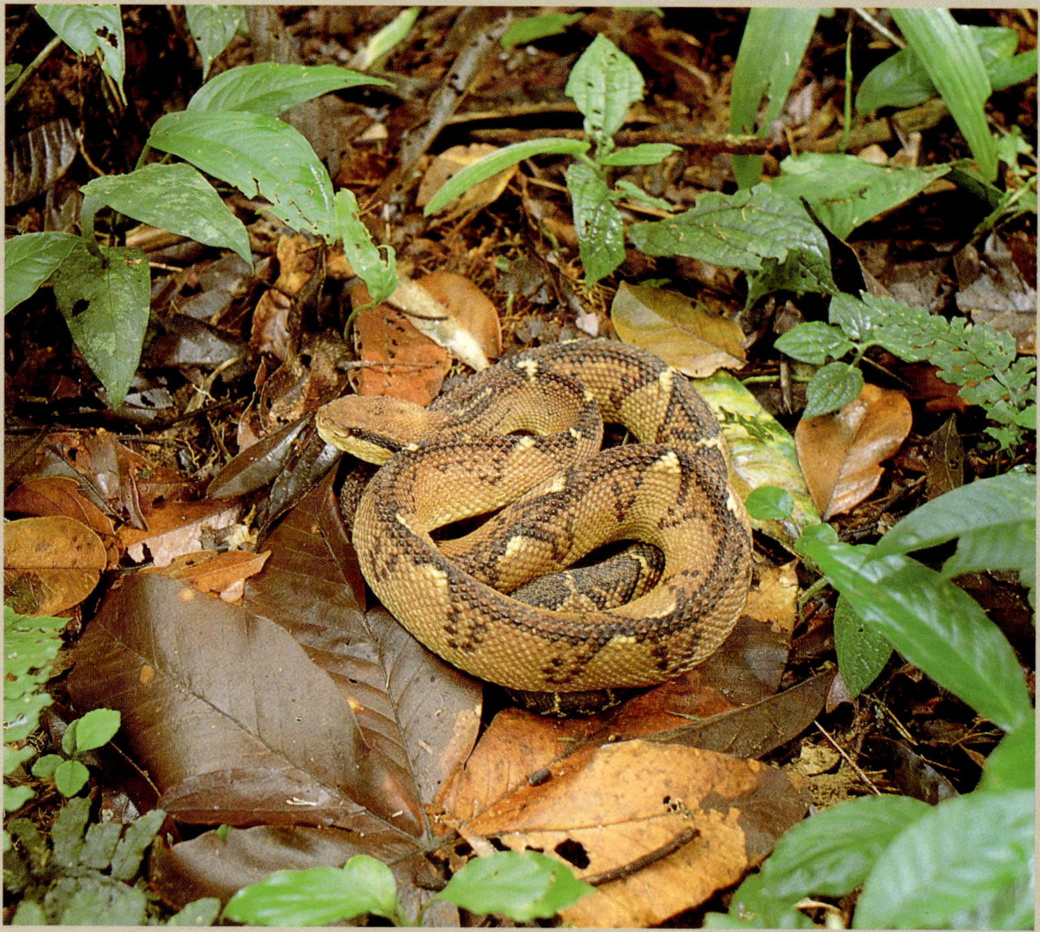

Les aléas de la vie moderne sont à l'origine de différentes formes de tensions émotionnelles qui empoisonnent nos esprits comme nos relations avec les autres. Les remèdes homéopathiques et leur philosophie sous-jacente contribuent à soulager le stress et confèrent le calme suffisant permettant de prendre de la distance et d'envisager l'avenir. Le remède Lachesis, préparé à partir du venin du serpent du même nom, n'est qu'un remède parmi d'autres qui s'avère utile dans le traitement des problèmes émotionnels.

ANGOISSE ET PANIQUE

Causes et types

Les sentiments d'inquiétude, ou même de panique, dans l'appréhension d'un événement à venir sont souvent plus inquiétants que l'événement lui-même. Beaucoup redoutent jusqu'à l'angoisse les examens, les transports, la rencontre de gens nouveaux ou bien encore de s'exprimer en public.

Le soutien et les conseils de proches (famille ou amis) suffisent habituellement à surmonter la difficulté et bientôt nous nous demandons pourquoi avoir fait tant de cas de si peu.

Prise des remèdes

Les remèdes préconisés ici contribuent à vous calmer et à vous apaiser assez pour que vous puissiez vous détendre et relativiser les choses. Utilisez-les ponctuellement sur une courte période, soit en tout début de crise, soit à titre préventif avant l'événement redouté.

√ Rien ne remplace le dialogue. Épanchez-vous en évoquant vos inquiétudes avec un intime.
√ Si vos inquiétudes ou vos craintes sont telles que vous avez les plus grandes difficultés pour affronter le monde extérieur, le problème risque de s'installer dans la durée. Consultez alors un homéopathe qui vous aidera à localiser et à traiter le mal à la racine.

Quel remède ?

• Vous êtes très angoissé, vous vous sentez à bout (l'angoisse va jusqu'à provoquer des diarrhées) et vous redoutez les lieux fermés et sombres, prenez ☞ ***Argentum nitricum.***

• Vous vous sentez mal à l'aise, vous ne supportez pas la solitude et vous avez besoin d'être rassuré en permanence, prenez ☞ ***Arsenicum album.***

• Vous tremblez de panique et d'anxiété, vos muscles sont flasques et refusent de vous obéir, prenez ☞ ***Gelsemium.***

• Vous êtes d'un tempérament sensible et nerveux et votre angoisse se déclare au crépuscule, ou à certains bruits. Vous vous sentez mieux accompagné, prenez ☞ ***Phosphorus.***

• Vous êtes littéralement terrorisé, au point d'avoir un sentiment de mort imminente, prenez ☞ ***Aconit.***

• Vous êtes surmené, hystérique et au bord des larmes, prenez ☞ ***Ignatia.***

Arsenicum album est extrait d'un dérivé de l'arsenic. Le pouvoir de l'arsenic a toujours fasciné les guérisseurs comme les empoisonneurs.

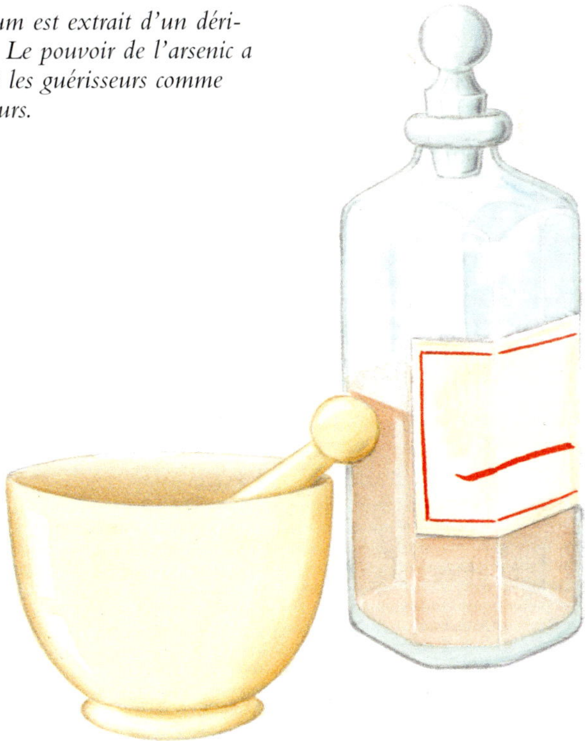

DÉPRIME ET DÉPRESSION NERVEUSE

Causes et symptômes

Un passage à vide, où vous avez envie de tout laisser tomber, est tout à fait normal. Un sentiment de profonde tristesse persistante est plus difficile à gérer. Essayez de maîtriser vos sentiments si vous en connaissez l'origine.

Quel remède ?

- L'état dépressif - comme la dépression nerveuse - exige une aide extérieure, d'un ami proche ou d'une personne éclairée. S'il s'agit d'une dépression grave et persistante, consultez un médecin, un psychiatre ou un spécialiste dans ce domaine.
- Pensez aux remèdes destinés à traiter l'anxiété (voir p. 83) ou la peine (ci-dessous) dans les cas les moins graves.

√ Essayez d'exprimer vos sentiments et de parler de vos problèmes à un ami qui ne soit pas impliqué.

√ Du repos et une main tendue constituent quelquefois le meilleur remède.

√ Si vous sentez que vous ne pouvez pas surmonter le problème, consultez un spécialiste.

√ Si la déprime dure plus que quelques jours, demandez conseil à un psychologue et/ou à un homéopathe.

PEINE

Causes et symptômes

La tristesse et la solitude que nous ressentons après la perte de quelqu'un de cher font partie du processus naturel de deuil et doivent suivre leur cours.

L'homéopathie ne peut pas effacer la douleur mais peut contribuer à la soulager.

√ Si vous sentez que vous êtes installé dans le deuil depuis trop longtemps, consultez un homéopathe. Il peut vous aider à désamorcer la tristesse et à éviter des problèmes qui pourraient en découler.

Quel remède ?

- Dans les premiers stades de la douleur vous pleurez pour un rien, vous êtes hypersensible et soupirez profondément. Vous traversez parfois des épisodes d'hystérie, prenez ☞ ***Ignatia.***
- Vous préférez rester seul pour pleurer, ou bien encore vous n'arrivez pas à pleurer du tout, vous refusez le réconfort, et vous avez peut-être déjà essayé Ignatia, prenez ☞ ***Natrum muriaticum.***
- Vous pleurez sans cesse mais vous vous sentez mieux entouré de compréhension et de réconfort, prenez ☞ ***Pulsatilla.***
- Psychologiquement « sous pression », vous êtes au bord des larmes et proche de la colère et de l'indignation à l'évocation de l'événement douloureux, prenez ☞ ***Staphysagria.***

Accidents, urgences et traumatismes

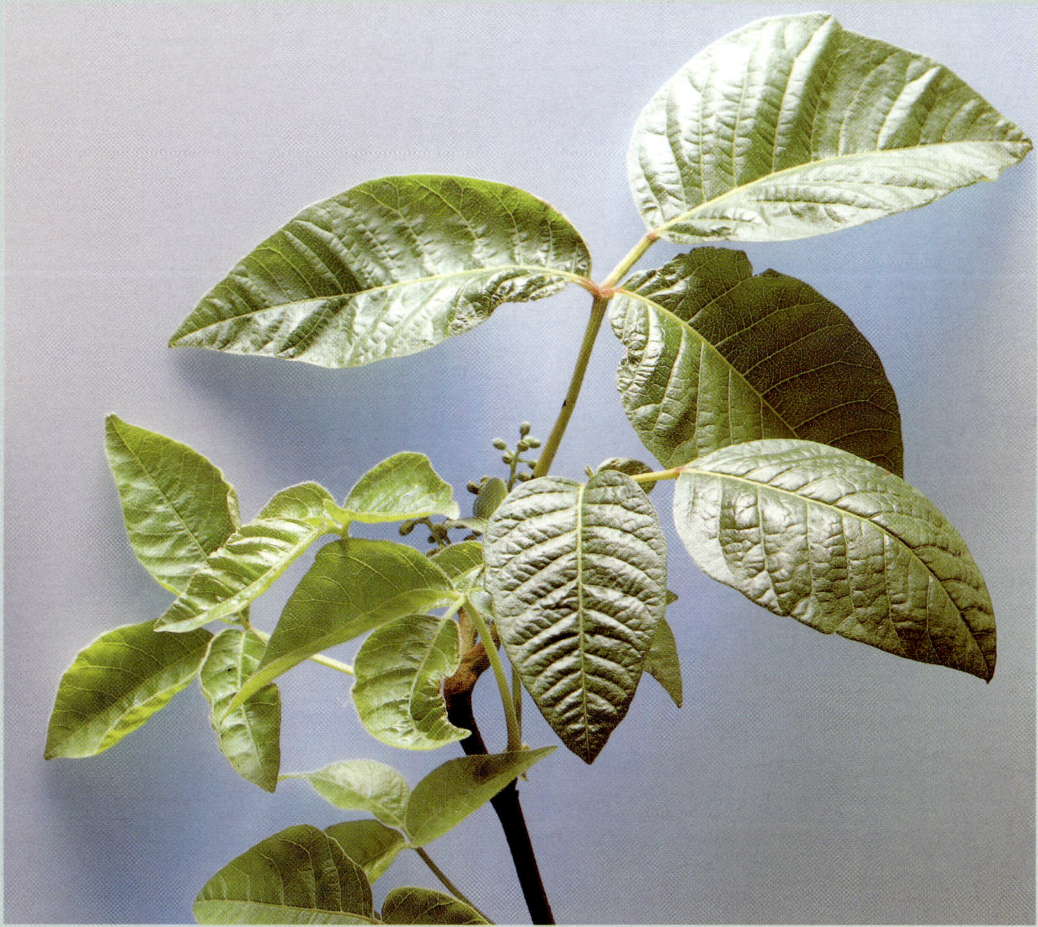

Le remède Rhus tox est extrait du sumac vénéneux, un lierre toxique d'origine nord-américaine. Ce remède agit selon le principe homéopathique de la « loi des semblables » et s'avère très efficace dans le traitement des foulures, des entorses, des lésions articulaires et d'autres blessures, ainsi que dans certaines situations extrêmes. En cas d'urgence, n'oubliez pas les règles élémentaires du premier secours : préservez la vie, recherchez de l'aide, veillez au confort et à la sécurité du blessé, puis commencez le traitement.

MORSURES ET PIQÛRES

Causes et symptômes

Les petites morsures et les piqûres ne causent pas de problème particulier si vous êtes en bonne santé. Utilisez un des remèdes pour soulager la douleur ou pour accélérer la cicatrisation.

√ Nettoyez toujours la blessure. Enlevez les piquants à la pince à épiler.

√ Appliquez sur la blessure un remède antiseptique : Calendula soit en crème, soit en teinture-mère diluée (1/10).

Quel remède ?

- La blessure est rouge et irritée, elle enfle, brûle et pique, prenez ☞ ***Api*s**.
- La morsure ou la piqûre s'accompagne d'irritation et d'inflammation, prenez ☞ ***Arnica.***
- Vous ressentez essentiellement une brûlure au niveau de la blessure, prenez ☞ ***Cantharis.***
- Si vous pensez que l'animal responsable est dangereux, ou s'il existe un risque allergique, consultez un médecin très rapidement.

FURONCLES

Causes et symptômes

Un furoncle se présente comme une zone infectée de la peau, gonflée et rougeâtre autour d'un follicule pileux (ou bulbe pileux). Les furoncles peuvent être très douloureux pendant leur maturation, jusqu'à ce qu'une tête purulente pointe et perce enfin.

√ Baignez le furoncle dans de l'eau chaude salée pour qu'il mûrisse plus facilement et puisse percer.
√ Si vous avez toujours mal ou si le furoncle n'a pas formé une tête au bout de quelques jours, demandez conseil à votre homéopathe ou à votre médecin.

Quel remède ?

- Le furoncle est chaud au contact et vous brûle. Des compresses chaudes apaisent la douleur, prenez ☞ ***Arsenicum album.***
- Le furoncle est apparu rapidement, il est rouge, enflammé et provoque une douleur lancinante, prenez ☞ ***Belladona.***
- La douleur est vive et intolérable et s'accentue au froid, le furoncle est empli de pus jaune-vert, prenez ☞ ***Hepar sulfuricum.***
- Le furoncle s'est infecté et vous pensez qu'il existe un corps étranger résiduel que vous n'arrivez pas à extraire, prenez ☞ ***Silicea.***
- Le furoncle mûrit rapidement après un démarrage lent, il est dur, brûlant, très douloureux et d'aspect bleuâtre, prenez ☞ ***Tarentula cubensis.***

CONTUSIONS

Causes et symptômes

La couleur bleu-noir de la contusion est due à la rupture de vaisseaux sanguins sous-cutanés par suite d'un traumatisme. Le sang est bientôt dégradé par l'organisme et la contusion pâlit, puis passe du rouge au jaune.

√ Nettoyez toujours bien les plaies avant toute chose.

√ Si possible, immobilisez la zone contusionnée avec une écharpe ou une attelle pour faciliter la guérison.

Quel remède ?

• Pour les contusions et les autres blessures sans plaie, prenez ☞ ***Arnica.*** Il existe en crème que vous appliquez directement, ou en granules à prendre par voie orale. Pour les cas de contusions graves, prenez ☞ ***Arnica*** sous ses deux formes.

• La contusion concerne une zone sensible, telle que les doigts de pied, les lèvres, ou le coccyx, et la douleur névralgique irradie en suivant les parcours nerveux, prenez ☞ ***Hypericum***. Ce remède existe en granules ou en teinture-mère diluée (1 volume de teinture pour 10 volumes d'eau) que vous appliquez directement.

• Vous pensez que la contusion a atteint l'os, à la suite d'un coup de pied dans la rotule par exemple, prenez ☞ ***Ruta.***

BRÛLURES

Causes

Ces remèdes sont utiles dans le cas de brûlures mineures comme les coups de soleil, ou les lésions dues à des liquides bouillants.
Ces petites brûlures sont douloureuses mais limitées, en surface comme en profondeur, elles n'offrent aucune inquiétude.

√ En règle générale, toute zone brûlée plus grande que la paume de la main doit être examinée par un médecin.
√ Même recommandation pour les brûlures qui laissent percevoir la peau à vif.
√ Buvez beaucoup pour éviter les risques de déshydratation de l'organisme.

Quel remède ?

• La victime est choquée, donnez-lui ☞ ***Arnica*** comme remède de premier secours (voir p. 92).

• Il s'agit d'une petite brûlure rouge sans cloque, appliquez ☞ ***Calendula***. Il existe en crème ou en teinture-mère diluée (1 volume de teinture pour 10 volumes d'eau), faites pénétrer en massant légèrement la zone avec un tampon d'ouate.

• La brûlure commence à cloquer, prenez ☞ ***Cantharis*** ou ***Causticum*** à raison de 2 granules toutes les heures.

• Pour une brûlure importante, prenez ☞ ***Cantharis*** ou ***Causticum*** en attendant le médecin, à raison de deux granules tous les quarts d'heure.

COUPURES ET IRRITATIONS

Causes et symptômes

Les remèdes préconisés sont utiles quand la peau a été lésée par un objet coupant ou quand elle est rouge ou irritée. Observez les consignes de premiers secours, notamment nettoyez bien la plaie et débarrassez-la des corps étrangers.

√ Couvrez les coupures profondes ou ouvertes avec un bandage ou un sparadrap et évitez le contact de l'eau.
√ Si la blessure est étendue ou béante, ou encore si le sang ne cesse pas de couler, allez chercher rapidement de l'aide.

Quel remède ?

- La peau n'est pas lésée, prenez ☞ ***Arnica*** (voir p. 87).
- Pour de petites coupures ou irritations (excepté celles décrites ci-dessous), appliquez une crème ou une teinture-mère diluée (1 volume de teinture pour 10 volumes d'eau) de ***Calendula***. Faites pénétrer en massant légèrement avec un tampon d'ouate.
- La blessure concerne une zone sensible, telle que les doigts de pieds, les lèvres et la douleur irradie le long des voies nerveuses, prenez ☞ ***Hypericum***. Appliquez la teinture-mère diluée (1 volume de teinture pour 10 volumes d'eau).
- Vous souffrez d'une blessure perforée et la lésion est froide au contact et moins douloureuse par l'application de compresses froides, prenez ☞ ***Ledum palustre***, soit en granules, soit en teinture-mère diluée (1 volume de teinture pour 10 volumes d'eau) en application.

BLESSURES ET FATIGUE OCULAIRES

Causes et symptômes

Les yeux sont très fragiles. Ils craignent les chocs et les blessures et se fatiguent facilement, devant la télévision ou à l'exercice de la lecture dans la pénombre.

√ Évitez les tensions oculaires. Reposez vos yeux régulièrement.
√ Ne passez pas plus d'une heure ou deux d'affilée devant la télévision ou un écran d'ordinateur.
√ Pour une blessure oculaire, lavez-vous d'abord les mains puis faites des bains d'œil avec de l'eau stérilisée (bouillie puis refroidie).
√ Ne négligez jamais un problème oculaire et allez consulter rapidement.

Quel remède ?

- Pour une blessure de l'œil accompagnée d'irritation, prenez ☞ ***Arnica*** comme remède de premier secours.
- L'œil devient froid et bleuit sous l'impact d'un choc, prenez ☞ ***Ledum palustre***, soit en granules, soit en bain de teinture-mère diluée (quelques gouttes de teinture dans un petit verre d'eau).
- Vous souffrez d'une fatigue oculaire générale, vos yeux sont larmoyants et brûlent, prenez ☞ ***Euphrasia*** en bain de teinture-mère diluée (quelques gouttes de teinture dans un petit verre d'eau).
- Vos yeux sont très irrités et votre vision baisse quand vous travaillez de trop près, prenez ☞ ***Ruta***.

INFLAMMATIONS OCULAIRES

Causes et symptômes

La blépharite est une inflammation de la paupière accompagnée de rougeur et de gonflement.
La conjonctivite consiste en une inflammation de la conjonctive, la délicate muqueuse qui recouvre le globe oculaire. Ces problèmes peuvent atteindre un ou les deux yeux.

√ Pour apaiser les yeux, voir ci-dessous.
√ Consultez un médecin si vous constatez des problèmes de vision ou si l'inflammation persiste plus de 48 h.

Quel remède ?

- Votre œil vous brûle, il est sec, rouge, enflammé et comme irrité par la présence d'un corps étranger. Ce peut être la conséquence d'un coup de vent ou d'un courant d'air, prenez ☞ ***Aconit.***
- Le globe oculaire vous brûle, il est rouge, enflé, empli de liquide, et l'application de compresses froides apaise la douleur, prenez ☞ ***Apis.***
- Votre œil est très sensible à la lumière, la pupille est dilatée, il vous brûle, il est sec et comme tuméfié, prenez ☞ ***Belladona.***
- Votre œil vous brûle et larmoie, la paupière est collée, prenez ☞ ***Euphrasia*** en teinture. Faites des bains d'œil en versant quelques gouttes de la teinture dans un petit verre d'eau.
- Votre oeil est enflé, enflammé et larmoie. Les paupières sont parfois collantes, prenez ☞ ***Pulsatilla***.

ORGELETS

Causes et symptômes

Un orgelet est un petit furoncle de la paupière au niveau du follicule pileux d'un cil. Dans les cas graves la paupière gonfle et se ferme.
Envisagez les remèdes préconisés ainsi que ceux destinés aux inflammations oculaires (voir ci-dessus) et aux furoncles (voir p. 86).

√ Pour calmer l'œil, faites des bains d'eau stérile (bouillie et refroidie) ou appliquez une compresse ou une rondelle oculaire de coton, imprégnée d'eau distillée froide.
√ Demandez conseil à votre médecin si vous constatez des problèmes de vision ou encore si l'inflammation persiste plus de 48 heures.

Quel remède ?

- L'orgelet récidive et produit du pus jaunâtre, prenez ☞ ***Pulsatilla***.
- L'orgelet survient après une période de tension émotionnelle que vous aviez toujours refoulée, prenez ☞ ***Staphysagria.***
- L'orgelet est situé près du coin interne de l'œil et vous démange, prenez ☞ ***Lycopodium.***
- L'orgelet vous fait mal et chauffe, prenez ☞ ***Sulfur.***

ÉVANOUISSEMENTS ET SYNCOPES

Causes et symptômes

L'évanouissement et la syncope sont dus à des causes diverses, un choc émotionnel, une douleur intense, une frayeur, la fatigue ou la faim. Ils sont très rarement révélateurs de maladies plus graves.

Les symptômes se manifestent par une sensation de froid et de moiteur, accompagnés de vertiges et de pâleur. La personne perd connaissance et tombe à terre ; il s'agit là d'un mécanisme naturel de survie visant à rétablir l'irrigation cérébrale normale.

La perte de connaissance est habituellement de courte durée. Conformez-vous aux consignes de premiers secours. En cas de choc, voir p. 92.

√ Veillez à ce que la personne soit allongée ou penchée en avant et installez-la le plus confortablement possible. Essayez de lui maintenir la tête plus bas que les jambes pour rétablir l'irrigation cérébrale. Ne la bougez pas tant qu'elle n'a pas repris connaissance.
√ Essayez d'éloigner les curieux et de préserver un cercle d'intimité. Donnez-lui à boire par petites gorgées dès qu'elle se sent mieux.
√ Si l'évanouissement ne s'est pas dissipé au bout de 10 à 15 minutes, allez chercher du secours.
√ S'il s'agit d'un premier épisode d'évanouissement, consultez un médecin.

Quel remède ?

- La personne s'évanouit de frayeur, et ne parvient pas à se rasséréner le malaise passé, donnez ☞ ***Aconit***.
- L'évanouissement résulte d'un accident ou d'une intense douleur physique, donnez ☞ ***Arnica.***
- Si la personne a froid, revient lentement à elle et semble épuisée après son malaise, donnez ☞ ***Carbo vegetabilis.***
- L'évanouissement est consécutif à un vomissement, de la diarrhée ou un saignement, donnez ☞ ***China.***
- L'évanouissement est provoqué par un choc émotionnel, comme l'annonce d'une mauvaise nouvelle, donnez ☞ ***Ignatia.***
- L'évanouissement survient dans un lieu surchauffé ou mal aéré, donnez ☞ ***Pulsatilla***.

L'écorce séchée de la quinine péruvienne produit le remède China.

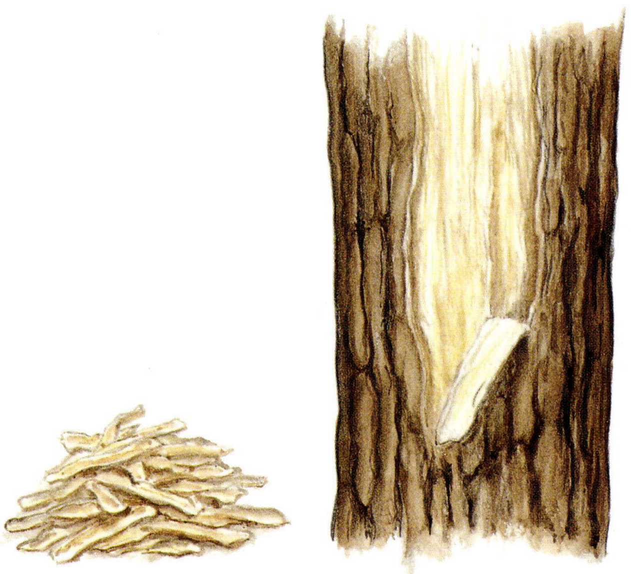

FRACTURES

Causes et symptômes

Une fracture osseuse exige le recours aux soins hospitaliers mais des remèdes peuvent favoriser la guérison. Les os sont habituellement remis en place de façon à se ressouder correctement. Il est recommandé de protéger le membre concerné en l'immobilisant ou en le plâtrant pendant 6 semaines (maximum).

√ Si l'intensité de la douleur ou la position anormale du membre font penser qu'il y a fracture, demandez d'urgence de l'aide. Tout mouvement ne ferait qu'aggraver le traumatisme.

Quel remède ?

- Pour les contusions et chocs, comme dans tout accident, prenez ☞ ***Arnica***.
- Arnica n'est pas efficace, prenez ☞ ***Ruta***.
- La douleur provoquée par la fracture est rendue intolérable par le moindre mouvement, et vous devez rester parfaitement calme, prenez ☞ ***Bryonia***.
- Une fois la fracture remise en place (ou réduite), prenez ☞ ***Symphytum*** sous forme de granules, à raison de 1 par jour, pendant 30 jours, pour aider la bonne suture des segments osseux.
- Quand le processus de consolidation est bien amorcé, c'est-à-dire au bout d'environ 4 semaines, prenez ☞ ***Calcarea phosphorica*** sous forme de granules, à raison de 1 par jour jusqu'à complète guérison.

SAIGNEMENTS DE NEZ

Causes et symptômes

Les saignements de nez peuvent être la conséquence d'un traumatisme ou d'un éternuement violent mais ils surviennent parfois sans raison apparente.

En général ils cessent spontanément ou après un geste simple de premier secours (voir ci-dessous).

Quel remède ?

- Le saignement est dû à un choc sur le nez ou à un autre traumatisme, prenez ☞ ***Arnica***.
- Le saignement survient sans raison apparente, prenez ☞ ***Phosphorus***.
- Phosphorus s'avère inefficace, prenez ☞ ***Lachesis.***

√ Favorisez l'arrêt des saignements en imprimant une pression à la base du nez. On procède habituellement en pinçant pendant 10 à 15 minutes la région nasale située immédiatement au dessous de l'os frontal.

√ Une compresse d'eau froide sur le nez contribue aussi à l'arrêt des saignements.

√ Penchez-vous légèrement en avant. Laissez le sang s'écouler et n'essayez pas de l'aspirer.

√ Évitez de vous moucher pendant 6 à 8 heures car cela risquerait de déloger le caillot sanguin qui s'est formé entretemps et de relancer le saignement.

TRAUMATISMES

Causes

La définition médicale du traumatisme se résume à une diminution brutale et globale de la masse sanguine en circulation, notamment au niveau du cerveau et des autres organes vitaux. Cette déficience peut être la conséquence d'une hémorragie, et les tissus et les organes manquent alors de l'oxygène sanguin essentiel à leur fonctionnement.

Le traumatisme est provoqué par une grave blessure externe ou par une lésion interne moins évidente à déceler. Il peut aussi avoir des origines psychologiques.

Symptômes

Les symptômes se manifestent par un pouls et une respiration faibles, un refroidissement et une pâleur de la peau accompagnés d'un sentiment d'angoisse, de faiblesse et parfois d'une perte de connaissance.

√ Allez chercher rapidement du secours si le traumatisme est la conséquence d'un accident grave ou n'a pas d'explication immédiate.
√ Maintenez le blessé au chaud et desserrez ses vêtements.
√ Si la blessure est grave, ou si le blessé a perdu connaissance, ne cherchez pas à le changer de position.
√ Veillez à ce que sa tête soit plus basse que le reste du corps pour préserver l'irrigation cérébrale.

Quel remède ?

• Donnez toujours ☞ ***Arnica***. C'est le remède par excellence pour traiter les chocs, les contusions et autres blessures similaires.

• La personne n'a pas perdu connaissance et s'affole, donnez ☞ ***Aconit.***

• Le traumatisme semble avoir une origine psychologique, donnez ☞ ***Ignatia***.

• Le traumatisme est la conséquence d'une déperdition brutale de liquides physiologiques, donnez ☞ ***China.***

• En cas d'urgence, renouvelez constamment le remède.

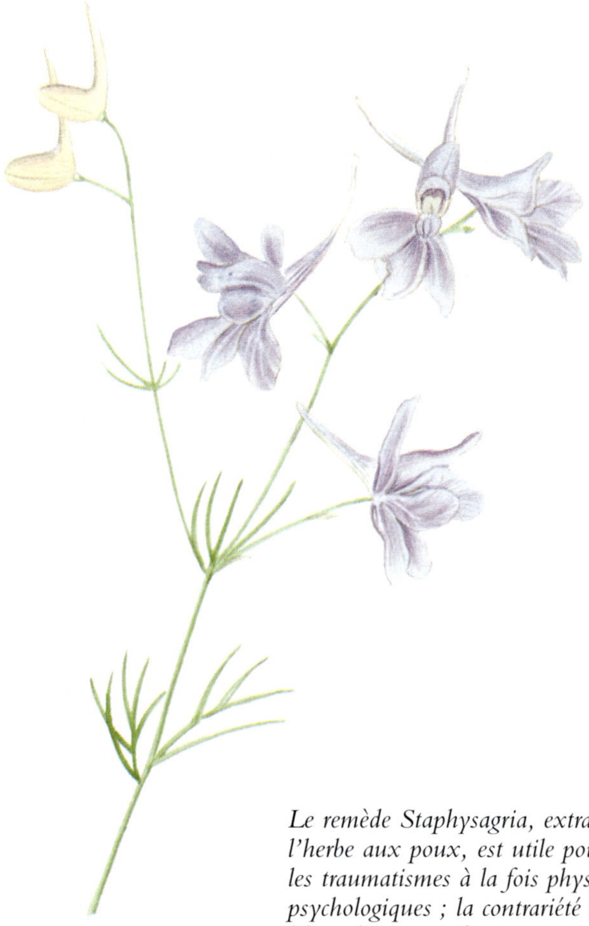

Le remède Staphysagria, extrait de l'herbe aux poux, est utile pour traiter les traumatismes à la fois physiques et psychologiques ; la contrariété et l'humiliation en font aussi partie.

FOULURES ET ENTORSES

Causes et symptômes

Ces lésions souvent associées résultent d'une torsion violente ou d'une sollicitation abusive du membre. Une entorse correspond à une lésion des tendons et des ligaments, tandis qu'une foulure représente une distension des tissus péri-articulaires.

√ Allez chercher rapidement de l'aide si la blessure concerne une articulation importante ou si la personne a très mal.
√ Refroidissez l'articulation avec des compresses, puis maintenez-la avec un bandage pas trop serré.

Quel remède ?

- En règle générale, donnez ☞ ***Arnica.*** Appliquez le remède en crème ou en teinture-mère diluée (1 volume de teinture pour 10 volumes d'eau) sur la zone douloureuse.
- Le moindre mouvement amplifie la douleur et vous devez maintenir fermement le membre atteint, donnez ☞ ***Bryonia***.
- La zone lésée est enflée et violacée, elle vous paraît refroidie, et des compresses fraîches soulagent la douleur, donnez ☞ ***Ledum***.
- La douleur est intense après l'accident mais diminue bientôt quand le blessé bouge ou si vous avez bandé l'articulation. Le blessé est soulagé par la chaleur, par un massage léger ou par un bandage de soutien, donnez ☞ ***Rhus tox***.
- L'os qui jouxte l'articulation a été commotionné, donnez ☞ ***Ruta***.

SUITES OPÉRATOIRES (CHIRURGICALES ET DENTAIRES)

Causes et symptômes

Beaucoup de gens s'angoissent à l'idée du médecin, du dentiste, ou de l'hôpital quand une petite intervention chirurgicale est envisagée. L'inquiétude peut perdurer après l'opération et avoir des répercussions sur la guérison.

Des remèdes, vous permettant de garder votre calme avant l'intervention, sont évoqués dans l'article Angoisse et Panique (voir p. 83). Si vous vous sentez encore choqué physiquement ou psychologiquement après l'opération, prenez alors un des remèdes préconisés ci-contre.

Quel remède ?

- Dans tous les cas de traumatisme ou de contusion, prenez ☞ ***Arnica***.
- Pour les coupures et les blessures ouvertes, prenez ☞ ***Calendula***. Appliquez la crème ou la teinture-mère diluée (1 volume de teinture pour 10 volume d'eau) en massant légèrement la zone concernée.
- Les terminaisons nerveuses sont lésées et provoquent une violente douleur qui irradie tout au long du parcours nerveux, prenez ☞ ***Hypericum***.
- Vous souffrez d'hémorragie, notamment après une extraction dentaire, prenez ☞ ***Phosphorus***.
- Après l'anesthésie, vos pensées sont floues et vous avez la sensation de vous trouver en apesanteur, prenez ☞ ***Phosphorus***.
- Vous avez été contrarié et humilié par l'absence de compassion, même involontaire, de votre dentiste ou de votre chirurgien, et cet état d'esprit semble retarder la cicatrisation, prenez ☞ ***Staphysagria***.

DOULEURS DENTAIRES

Causes

Les maux de dents ont des origines diverses ; carie, inflammation des gencives (gingivite) ou infection. Il peut aussi y avoir abcès (foyer d'infection dans la gencive). Il peut faire saillie sur la gencive, ou se localiser dans l'os de la mâchoire.

Symptômes

Les maux de dents sont plus ou moins tolérables, et vont de la simple gêne à la douleur lancinante qui mobilise pratiquement toute l'attention. Ils sont quelquefois persistants ou encore se manifestent par accès violents. Ce type de douleur a souvent tendance à évoluer et à diffuser, ce qui rend la dent responsable difficilement identifiable.

Les remèdes préconisés ici ne traitent pas l'origine du mal mais apaisent la douleur pour vous permettre d'attendre votre prochaine visite chez le dentiste.

Quel remède ?

- L'abcès est apparu très rapidement (en quelques heures), la zone infectée est rouge, chaude, enflée et la dent vous fait terriblement souffrir, prenez ☞ ***Belladona***.
- La douleur est très aiguë et semble vibrer. La zone concernée est infectée, enflée, purulente et très sensible, au toucher comme au froid. Vous êtes généralement de très mauvaise humeur, prenez ☞ ***Hepar sulfuricum***.
- La gencive est très irritée, saigne en permanence, vous constatez une émission de pus en provenance de la zone infectée, vous avez mauvaise haleine et salivez beaucoup, prenez ☞ ***Mercurius***.
- L'abcès ne semble pas mûrir, ou bien il n'a pas encore dépassé son paroxysme et tarde à guérir, notamment si vos dents ne sont pas en très bon état, prenez ☞ ***Silicea***.
- La douleur vous rend très irritable et vous ne supportez plus personne, prenez ☞ ***Chamomilla***.
- Vous vous sentez mieux et la douleur est apaisée par un mot d'encouragement et à l'air frais, prenez ☞ ***Pulsatilla***.

√ Il n'y a pas d'autre solution que de consulter votre dentiste qui saura comment traiter l'origine du mal.
√ Vous pouvez soulager le gonflement et la tuméfaction provoqués par l'abcès en appliquant des compresses chaudes.
√ Faites-vous des bains de bouche environ toutes les heures avec de l'eau chaude et salée qui calme l'inflammation.
√ Les ennuis dentaires sont moins fréquents si vous surveillez régulièrement vos dents et vos gencives.
√ Pour une bonne hygiène dentaire il est recommandé de se laver les dents régulièrement, de diminuer la consommation d'aliments sucrés (bonbons, sucreries, sodas) et de procéder à un nettoyage inter-dentaire. Votre dentiste vous donnera explications et conseils.

MAL DES TRANSPORTS

Causes et symptômes

Le mécanisme de l'équilibre situé dans l'oreille fonctionne grâce à un liquide réparti dans de minuscules canaux. Si ce liquide est constamment en mouvement, l'oreille interne transmet alors au cerveau des informations erronées qui ne correspondent ni à la vision effective, ni à la posture momentanée nécessaire au maintien de l'équilibre. Cette activité antinomique et inhabituelle perçue par le cerveau se traduit par des sensations de nausée, de vertiges, et des vomissements qui peuvent s'accompagner de douleurs abdominales et de signes d'angoisse, tels qu'essoufflement, sueurs et accélération du pouls.

√ Mangez légèrement avant d'entreprendre un voyage. Évitez notamment de consommer des nourritures trop riches et difficiles à digérer.

√ Si vous avez soif, buvez de l'eau par petites gorgées, plutôt que du thé, du café ou de l'alcool.

√ Recherchez l'air frais et rafraîchissez-vous le visage. Si vous êtes en bateau, allez sur le pont. En avion ou en car, réglez la ventilation de façon à recevoir toujours de l'air.

√ En bateau, asseyez-vous près d'un hublot pour voir la mer et l'horizon.

√ Évitez de lire ou de faire quelque chose d'autre qui mobilise l'attention et qui fatigue vos yeux.

Quel remède ?

Cocculus et ***Tabacum*** sont les deux principaux remèdes du mal des transports. Même si vos symptômes ne correspondent pas tout à fait, essayez alternativement l'un ou l'autre.

- Vous ressentez la majorité des symptômes du mal des transports et vous désirez vous allonger. L'idée de la nourriture vous donne la nausée, prenez ☞ ***Cocculus***.
- Vous transpirez et vous êtes très pâle, vous vous sentez mieux à l'air frais, prenez ☞ ***Tabacum.***
- Vous n'arrivez pas à surmonter votre malaise, qui perdure après le voyage, prenez ☞ ***Arnica.***

Le plant de tabac sert de base à l'élaboration de Tabacum qui constitue un remède important dans le traitement du mal des transports.

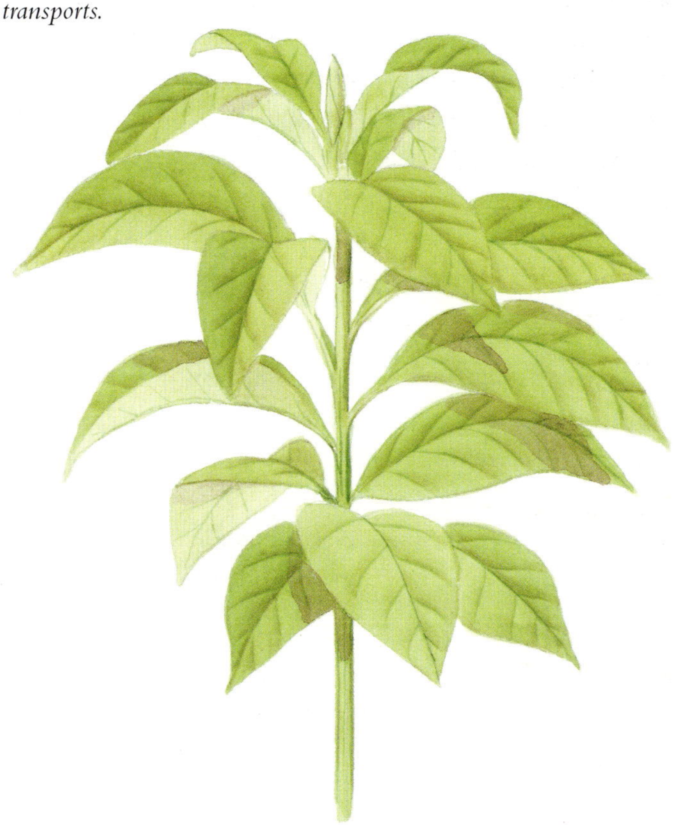

Chapitre 4

Le guide des remèdes

Vous trouverez dans ce chapitre les descriptions et les modèles de symptômes correspondant à une soixantaine des remèdes homéopathiques les plus utiles et les plus courants. Il s'agit en fait d'un abrégé du *Materia Medica* de référence dont se servent les homéopathes, et qui répertorie des centaines de remèdes. Certains d'entre eux sont détaillés sur plusieurs centaines de pages !

Ces remèdes sont généralement disponibles sous forme de granules ou de comprimés et sont commercialisés dans les pharmacies. Les remèdes se présentent quelquefois en poudre ou en liquide. Les remèdes d'urgence, comme Arnica ou Calendula, existent aussi en crème et en teinture.

« *Aude sapere* – Le courage de se prendre en charge. »

Devise de Samuel Hahnemann, fondateur de l'homéopathie moderne (voir p. 11). Il incita les gens à prendre leurs responsabilités en matière de santé et de soins.

Élaboration des remèdes

Selon les principes homéopathiques, chaque remède est dilué avant d'être dynamisé à plusieurs reprises. La dilution finale est incorporée dans un granule composé d'un excipient majoritaire inerte et chimiquement simple, généralement à base de saccharose/lactose. Une fois élaboré, le remède subit alors à nouveau un processus de dynamisation/dilution pour s'assurer du maintien de sa potentialité. Ces remèdes sont très fiables grâce au très grand soin apporté à leur fabrication par les laboratoires spécialisés.

La rue fournit le remède Ruta. La plante fraîche tout entière est utilisée après avoir été cultivée sans pesticide chimique ni engrais.

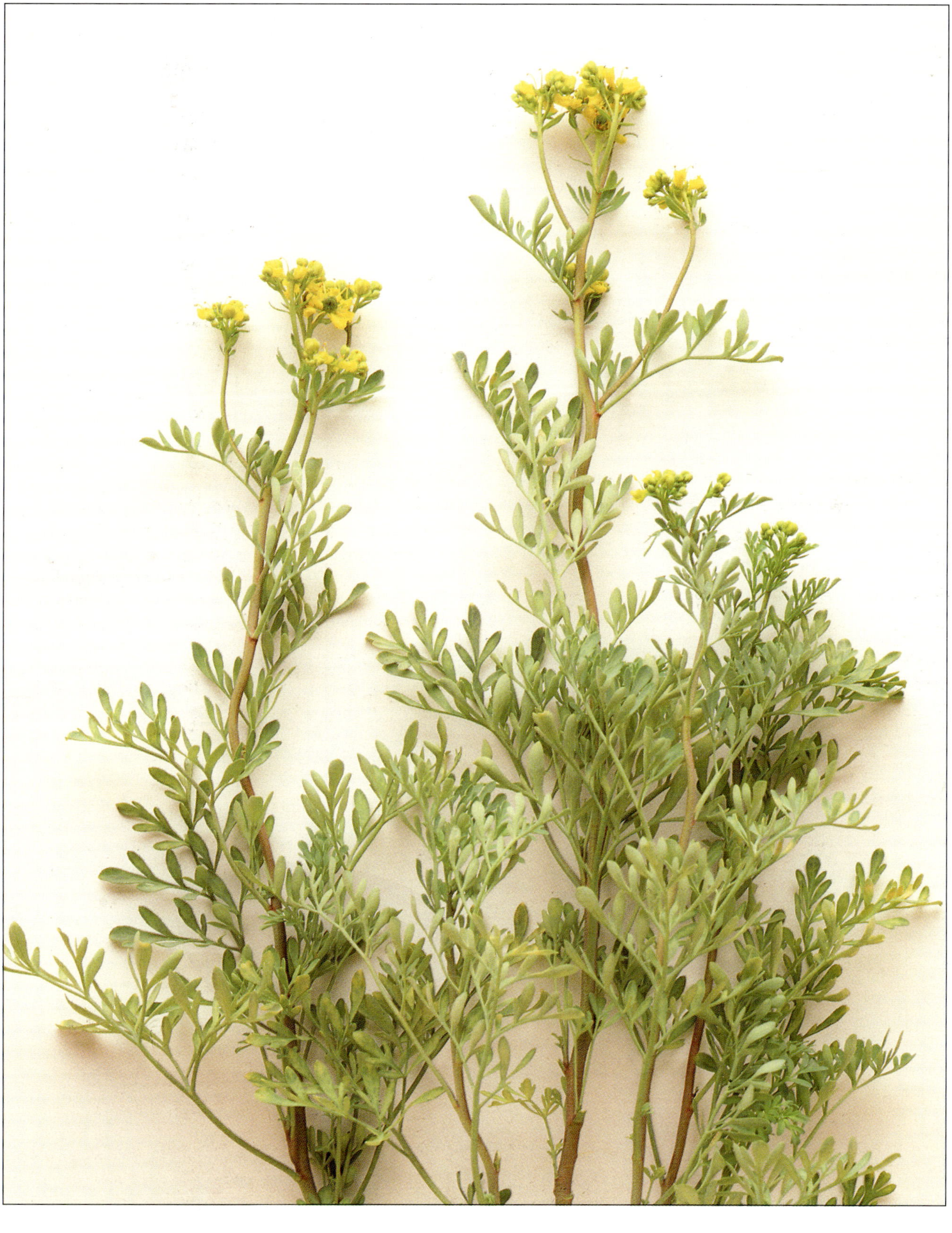

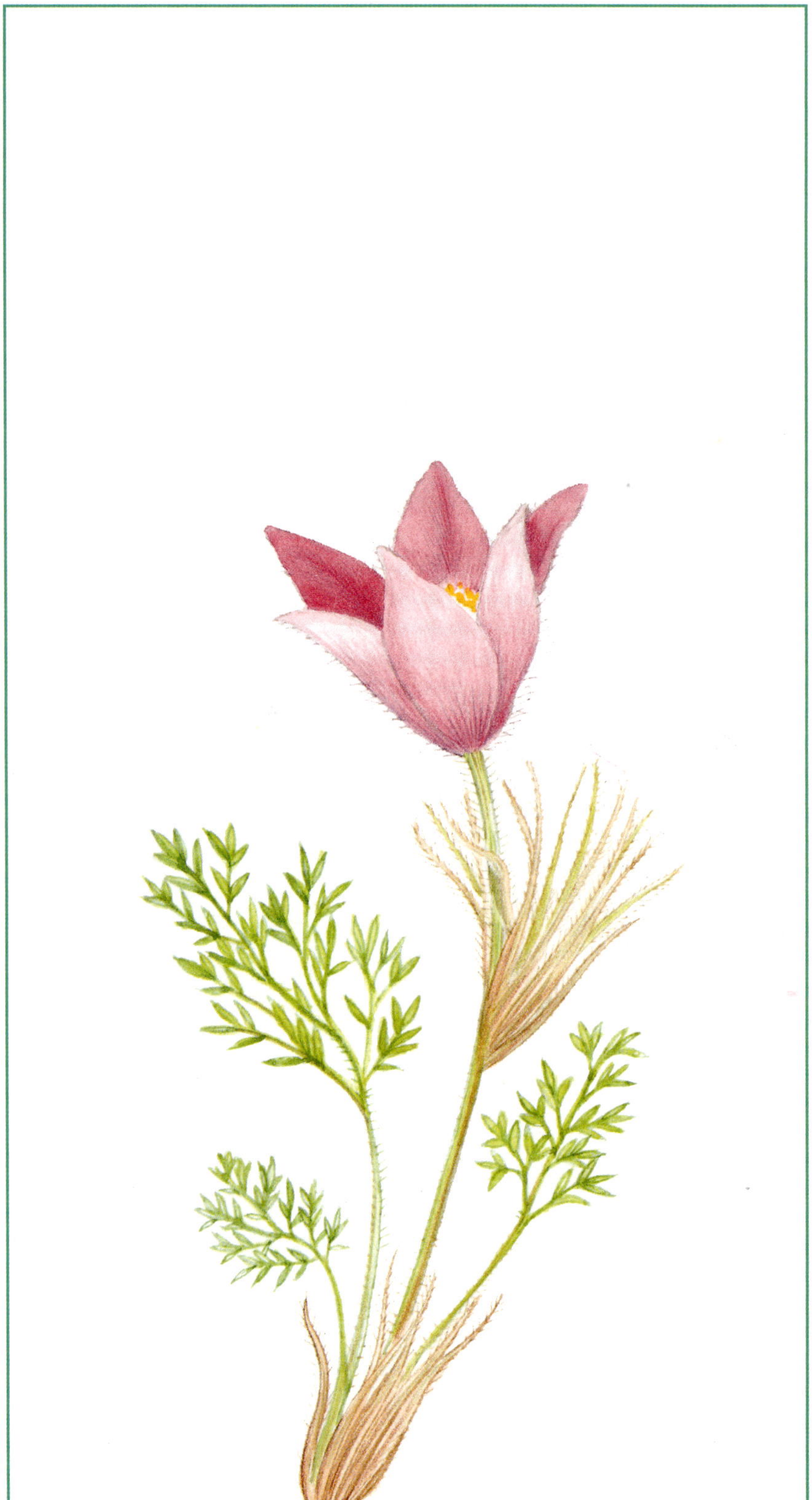

Le remède Pulsatilla est préparé à partir du plant frais de l'anémone des prés en floraison.

Index des remèdes

ACONIT

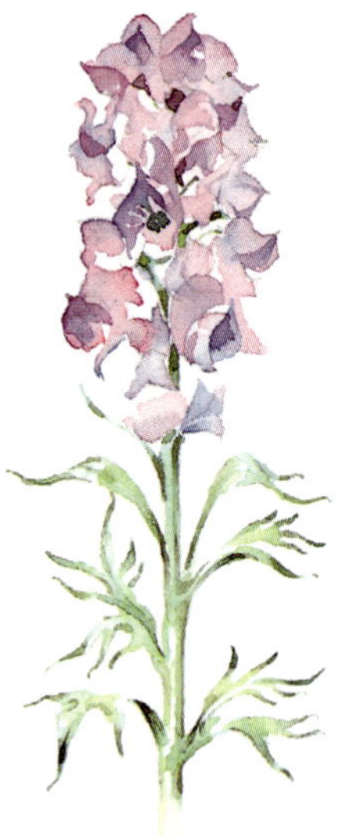

Problèmes traités par Aconit

Les fièvres, les maux de gorge, les toux, les rhumes, la grippe, la laryngite, les otites, les inflammations oculaires, ainsi que des troubles d'ordre psychologique, tels que l'angoisse, la peur et les chocs.

Origine et actions

Le remède est préparé à partir de la plante d'aconit dont les fleurs, belles mais toxiques, ont la forme d'un capuchon de moine. Aconit s'utilise surtout dans les premiers stades de l'affection, notamment s'il existe des manifestations de peur et d'angoisse.

Symptômes caractéristiques

* Les symptômes se déclarent brutalement après une exposition au froid, aux courants d'air ou encore une grande peur.
* Malaise prononcé.
* Grande angoisse et frayeur.
* Fièvre intense et peau cuisante.
* Maux de tête en tenaille qui semblent comprimer le crâne.
* Transpiration abondante et terrible soif.
* Toux rauque, sèche et douloureuse.
* Sensibilité à la lumière vive, au bruit, au stress et au froid.
* Diminution des symptômes au repos et au calme.

AESCULUS

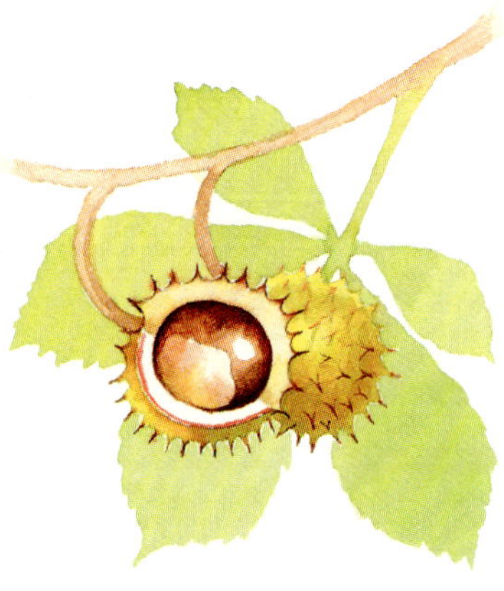

Problèmes traités par Aesculus

Essentiellement les hémorroïdes, ainsi que d'autres problèmes qui se manifestent par des veines enflées et engorgées.

Origine et actions

Le remède est extrait des fruits mûrs du marronnier d'Inde. Il agit spécifiquement sur les veines du bas-ventre, du rectum et de l'anus. Aesculus peut s'utiliser, soit en crème à appliquer directement sur les veines enflées, soit par voie orale sous forme de granules homéopathiques classiques.

Symptômes caractéristiques

* Hémorroïdes violacées, douloureuses et brûlantes.
* Douleurs aiguës irradiant de la région anale au bas du dos.
* La marche ou la position debout aggravent les symptômes.
* Symptômes réduits par la position assise dans un lieu frais et aéré.
* Possibles alternances saisonnières d'amélioration (durant l'été) et d'aggravation (durant l'hiver).

ALLIUM CEPA

Problèmes traités par Allium cepa

Le rhume des foins, les rhumes et les toux irritantes qui sont tous des manifestations consécutives à une affection des délicates muqueuses qui recouvrent les yeux et tapissent les voies nasales.

Origine et actions

Allium cepa, qui n'est autre que l'oignon rouge, agit sur les muqueuses des yeux, du nez, de la gorge et du larynx. Il contribue au traitement des allergies, des inflammations et des infections en rapport avec ces régions du corps.

Symptômes caractéristiques

* Éternuements parfois violents qui surviennent régulièrement et en rafales.
* Écoulement nasal âcre et irritant.
* Yeux larmoyants.
* Larmes aqueuses et insipides malgré l'irritation oculaire.
* Diminution des symptômes au frais et au grand air.

ANTIMONIUM TARTARICUM

Problèmes traités par Antimonium tartaricum

Varicelle et problèmes pulmonaires avec abondante production de mucus et difficultés respiratoires.

Origine et actions

Antimonium tartaricum est élaboré à partir du tartrate d'antimoine. Il agit sur les membranes muqueuses pulmonaires et donne à une personne affaiblie l'énergie nécessaire pour expectorer le mucus engorgé. Il favorise aussi la maturation des boutons de varicelle indispensable au processus normal de guérison.

Symptômes caractéristiques

* Gargouillements et chuintements qui témoignent de la présence de mucus accumulé dans les poumons et difficile à expectorer.
* Respiration courte, proche de la suffocation.
* Toux grasse et grave qui vient de la profondeur de la poitrine.
* Faiblesse et somnolence.
* Sueurs froides accompagnées de transpiration quelquefois abondante, et moiteur.
* Boutons de varicelle qui ne mûrissent pas.

APIS

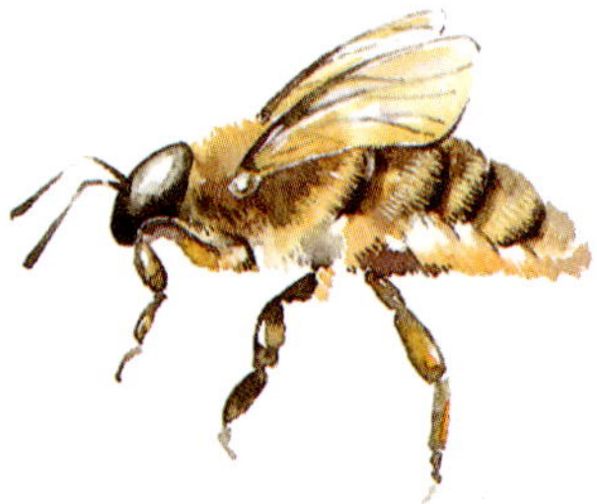

Problèmes traités par Apis

Divers cas d'œdèmes et d'inflammations, tels que les morsures ou les piqûres, mais aussi les oreillons, la rougeole, les maux de gorge, l'irritation oculaire et les fièvres.

Origine et actions

Le remède est extrait de l'abeille et le modèle des symptômes reproduit celui de la piqûre d'abeille. Apis est un remède d'urgence important. Il agit rapidement et localement sur l'inflammation, notamment sur l'œdème - qui est un gonflement dû à l'infiltration massive de liquides physiologiques dans les tissus de l'organisme.

Symptômes caractéristiques

* Œdème. Les régions affectées sont luisantes, rouges et enflées.
* Les zones enflées sont comme saturées et imbibées d'eau.
* Douleurs cuisantes et mordantes.
* Fièvre soudaine, sans soif.
* Somnolence, mais aussi insomnies.
* Mal à l'aise extrême et nervosité.
* Tempérament irritable et démonstrations possibles de jalousie.
* Symptômes réduits par l'air frais et l'application de compresses froides.

ARGENTUM NITRICUM

Problèmes traités par Argentum nitricum

Troubles émotionnels tels que la nervosité, l'angoisse et les crises de panique.

Origine et actions

Argentum nitricum est élaboré à partir de cristaux de nitrate d'argent (utilisés aussi dans la préparation des films photosensibles). C'est un remède important pour traiter les troubles émotionnels ayant pour origine le crainte de l'anticipation, et notamment l'inquiétude précédant un événement futur perçu comme une épreuve.

Symptômes caractéristiques

* Nervosité et manque de confiance.
* Angoisse face à des événements futurs considérés comme autant d'« épreuves », tels qu'examen, sortie ou allocution en public, voyage en avion, etc.
* Panique pouvant provoquer diarrhées et flatulences.
* Peur intense et paralysante qui « glace d'effroi ».
* Sentiment de solitude et d'abandon.
* Inquiétude liée à la vitesse d'exécution d'une action entreprise, crainte associée à l'angoisse du harcèlement.

ARNICA

Problèmes traités par Arnica

Contusions et blessures similaires sans lésion cutanée, ainsi que traumatismes mentaux et physiques.

Origine et actions

Arnica est élaboré à partir de l'arnica des montagnes. C'est le remède homéopathique par excellence pour le traitement des blessures. Il agit sur les tissus musculaires et les vaisseaux sanguins. Il existe en crème ou sous forme de granules.

Symptômes caractéristiques

* Toutes sortes de contusions provoquées par l'écrasement, la pression ou la torsion (Arnica s'applique en crème ou en baume si la peau n'a pas été lésée ; en cas de blessure, coupure ou éraflure, utilisez la crème Calendula).
* Foulures musculaires sensibles et contusionnées, après un accident de sport par exemple.
* Choc consécutif à un traumatisme ou à une syncope. S'utilise en association avec les gestes des premiers secours.

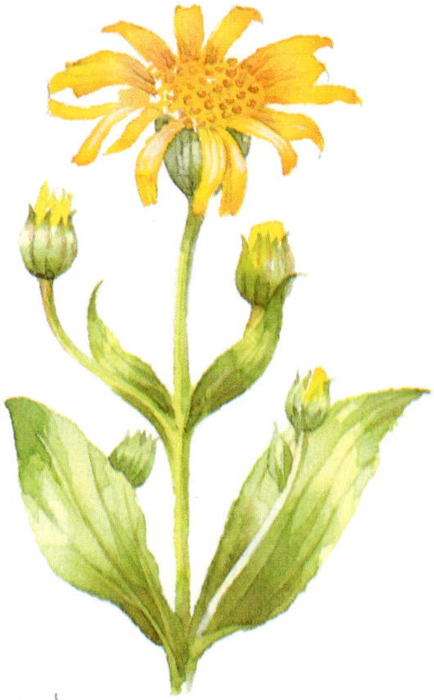

de suite après le choc 1 dose
puis ARNICA 9CH (5 Granule 3x jours) + crème

ARSENICUM ALBUM

Problèmes traités par Arsenicum Album

Refroidissements, grippe, rhume des foins, asthme, intoxications alimentaires et problèmes digestifs, inquiétude et angoisse.

Origine et actions

Ce remède est obtenu à partir d'un poison célèbre, l'arsenic (anhydride arsénieux). Son utilité est avérée, aussi bien dans le traitement à court terme d'affections aiguës, qu'à long terme pour les cas chroniques. Il agit tout particulièrement sur les voies respiratoires et sur l'ensemble de l'appareil digestif, estomac et intestin compris.

Symptômes caractéristiques

* Symptômes digestifs tels que vomissements, diarrhées et crampes d'estomac.
* Rhume avec écoulement nasal fluide, aqueux et transparent.
* Respiration asthmatique et sifflante.
* Crises d'angoisse soulagées par des paroles réconfortantes.
* Frilosité, faiblesse et soif étanchée par des gorgées d'eau froide.
* Symptômes très importants comparés à la gravité de la maladie.
* Aggravation des symptômes après minuit.
* Symptômes soulagés par la chaleur.

BELLADONA

Problèmes traités par Belladona

Refroidissements, grippe, irritations de la gorge, douleurs dentaires, otites, furoncles et inflammations similaires, fièvres ; mais aussi varicelle, rougeole et oreillons.

Origine et actions

Belladona est obtenu à partir de la fameuse belladone ; c'est une grande plante à grosses baies noires, luisantes et toxiques. Belladona est un remède essentiel pour le traitement à court terme de toutes sortes d'affections fébriles aiguës prises à leur début.

Symptômes caractéristiques

* Apparition brutale de symptômes inquiétants et rapidement évolutifs.

* Fièvre brûlante, peau cuisante, sans soif particulière.

* Congestion du visage et des zones concernées.

* Mal à l'aise, trouble, éventuellement délire dans les cas graves.

* Regard particulier dû à la dilatation des pupilles.

* Douleurs lancinantes, notamment au niveau du crâne.

* Symptômes aggravés par la lumière vive, le toucher, la pression et les courants d'air.

BRYONIA

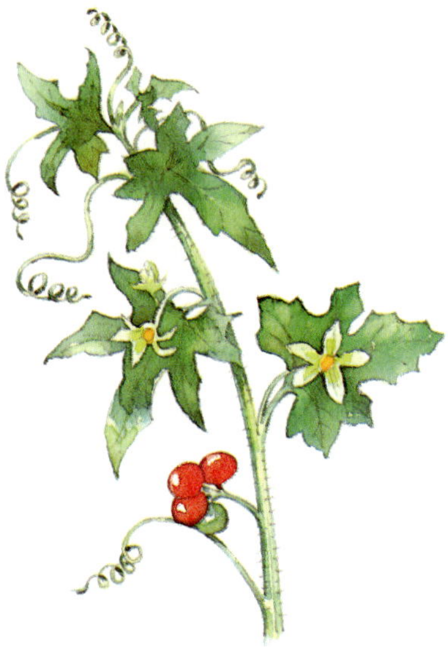

Problèmes traités par Bryonia

Refroidissements, toux, grippe, bronchite, mauvaise digestion, maux de tête, oreillons ; mais aussi blessures telles que luxations et dislocations mineures des articulations.

Origine et actions

La bryone est une plante grimpante banale très répandue en Europe dont on utilise la racine pour en extraire le remède. Celui-ci traite un grand nombre de problèmes différents, mais il faut que le modèle des symptômes corresponde bien pour que l'efficacité soit maximale.

Symptômes caractéristiques

* Développement lent des symptômes et de la maladie sous-jacente.

* Assèchement ou manque de lubrification des zones concernées, telles que la bouche, le nez, les poumons ou les articulations.

* Toux sèche et douloureuse que le malade apaise en se tenant la poitrine.

* Grande soif.

* Irritabilité et désir de solitude.

* Douleurs violentes et pénétrantes en « coup de poignard ».

* Symptômes aggravés par le moindre mouvement.

* Symptômes apaisés par la compression des zones affectées.

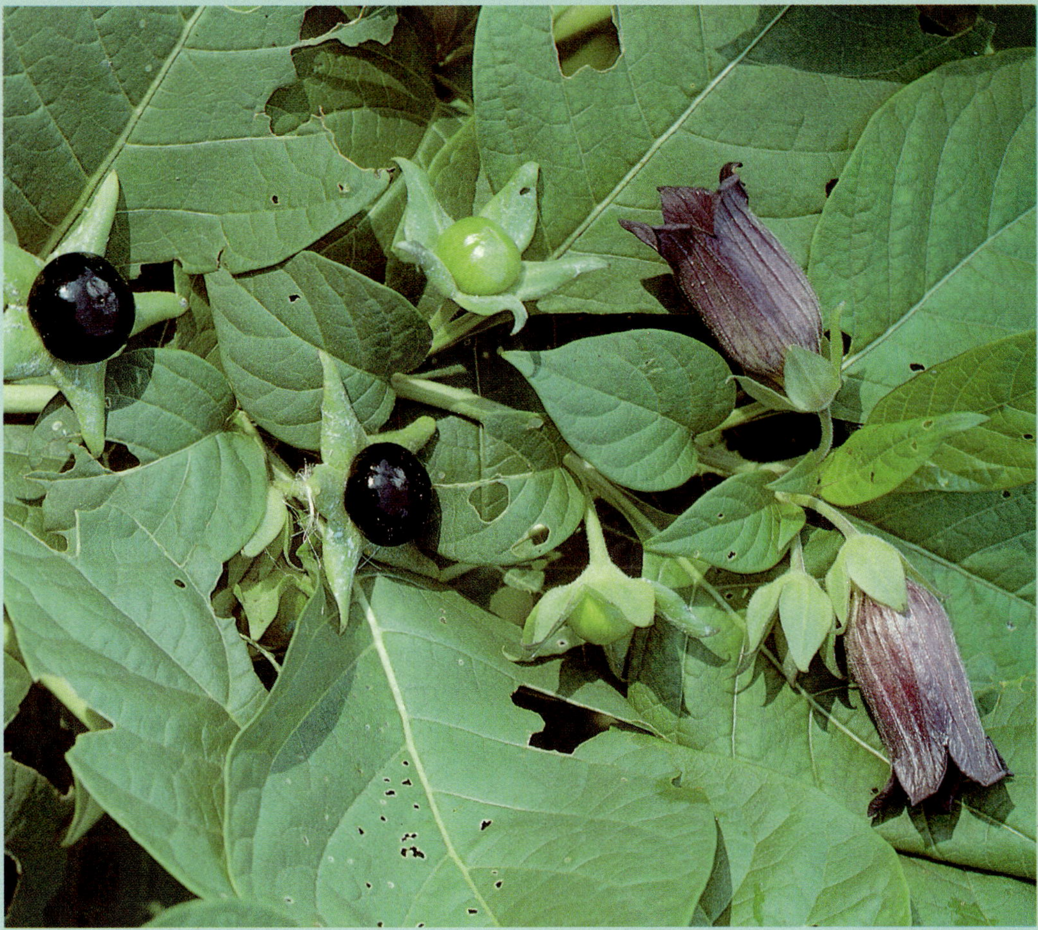

Belladona est extrait de la fameuse belladone qui porte d'appétissants fruits vénéneux. À l'époque de la Renaissance, les belles Italiennes se versaient quelques gouttes d'extrait de belladone dans l'œil pour en dilater la pupille et se donner ainsi regard plus expressif. Belladona signifie « belle dame » en italien.

CALCAREA CARBONICA (Calcarea carb.)

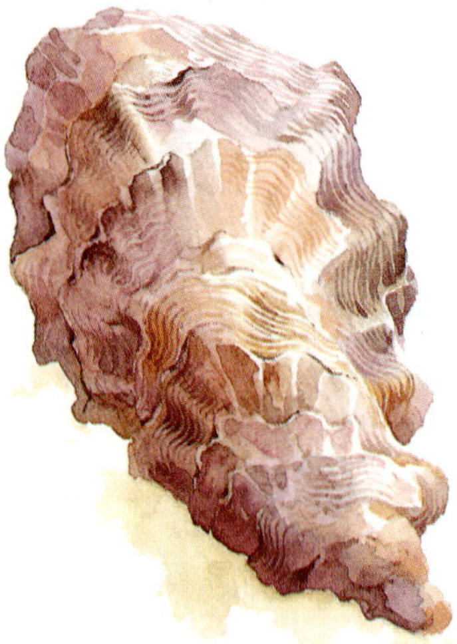

Problèmes traités par Calcarea carbonica

Ce remède traite de nombreuses maladies aux symptômes caractéristiques de la typologie.

Origine et actions

Calcarea carbonica est obtenu à partir d'une sorte de chaux, préparée avec la couche intermédiaire de la structure des coquilles d'huîtres. C'est un remède constitutionnel à long terme, notamment pour les enfants (voir p. 36). Il est généralement prescrit par l'homéopathe, à moins qu'il existe une parfaite adéquation du modèle des symptômes.

Symptômes caractéristiques

Voir les principaux symptômes, ainsi que le profil de la personnalité, dans la description du type constitutionnel p. 36.

Pour résumer :

* Tendance à la constipation, toux, refroidissements, irritations de la gorge, fièvres et foulures de cheville.
* Méthode et persévérance dans la manière d'aborder les problèmes et les événements de l'existence.
* Refus de tout empressement proche de l'obstination.
* Personnalité réservée et indépendante. Individus qui peuvent paraître un peu trop sérieux.

CALCAREA PHOSPHORICA (Calcarea phos.)

Problèmes traités par Calcarea phosphorica

Douleurs osseuses de la croissance chez les enfants. Traitement des fractures.

Origine et actions

Calcarea phosphorica est extrait du phosphate de calcium, une combinaison de calcium et de phosphore, deux éléments constitutifs du tissu osseux. Ce remède entre pour une part importante dans la formation et la consolidation osseuses, notamment chez le jeune en croissance.

Symptômes caractéristiques

* Cas de fractures déjà réduites et immobilisées. Administré après la prise de Symphytum (voir p. 133), utilisé pour une bonne suture des segments osseux.
* Douleurs osseuses, et plus généralement de croissance. Concerne les enfants grands et élancés notamment, ainsi que ceux qui souffrent souvent de maux de tête et de ganglions enflammés.

CALENDULA

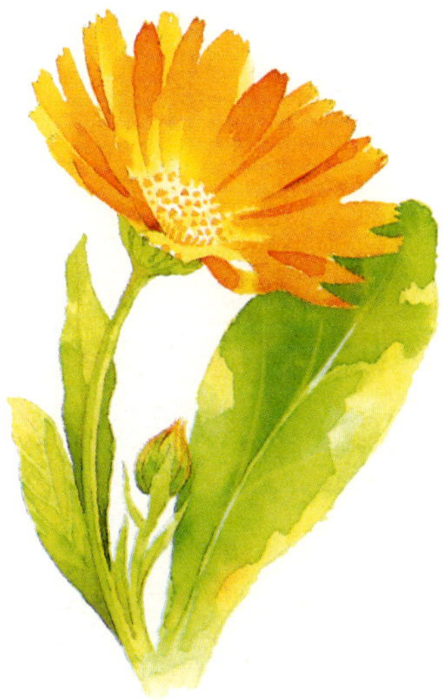

Problèmes traités par Calendula

Blessures ouvertes, coupures, irritations, brûlures et blessures similaires.

Origine et actions

Calendula est élaboré à partir des fleurs et des feuilles du souci, un familier du jardin ou du balcon, à fleurs orange. C'est le remède d'urgence le plus important dans le traitement des blessures ouvertes. Calendula favorise non seulement la guérison, mais aussi évite l'infection de la lésion.

Symptômes caractéristiques

Dans le cas de petites blessures, appliquez Calendula en crème ou en teinture-mère diluée (1 volume de teinture pour 10 volumes d'eau) sur la zone concernée. Pour les blessures plus graves, Calendula peut être pris par voie orale sous forme de granules, associé à une crème ou teinture et aux gestes de premiers secours.

* Tout genre de coupure ou d'irritation avec lésion cutanée (dans le cas de contusions ou de blessures sans lésion, Arnica reste le principal remède).
* Brûlures légères.
* Petites piqûres.

CANTHARIS

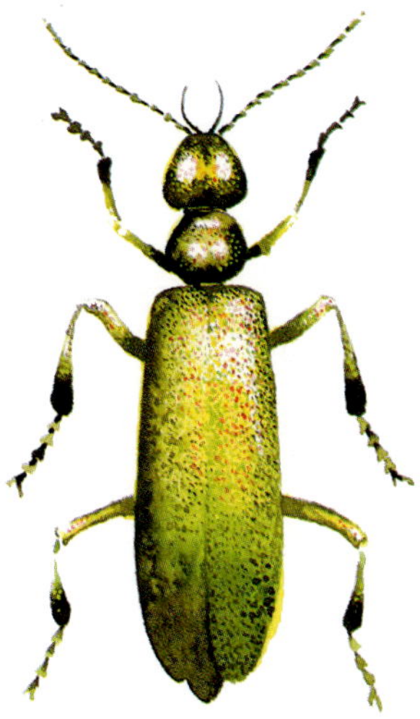

Problèmes traités par Cantharis

Les brûlures et les cloques ainsi que l'inflammation vésicale due à la cystite.

Origine et actions

Cantharis est préparé à partir de la cantharide, un insecte d'un vert brillant fréquent sur les frênes. Ce remède est très utile en cas d'urgence pour traiter les petites brûlures ainsi que les autres cas comportant des sensations de brûlure et de démangeaison. Cantharis s'avère aussi efficace sur la vessie, l'urètre et les annexes des voies urinaires irritées.

Symptômes caractéristiques

* Petites brûlures accompagnées d'ampoules et d'inflammation.
* Coups de soleil.
* Morsures d'insectes avec échauffement et brûlure.
* Sensation de brûlure due à la cystite.
* Autres cas où la brûlure fait partie des principaux symptômes, et quand ceux-ci se déclarent brutalement.

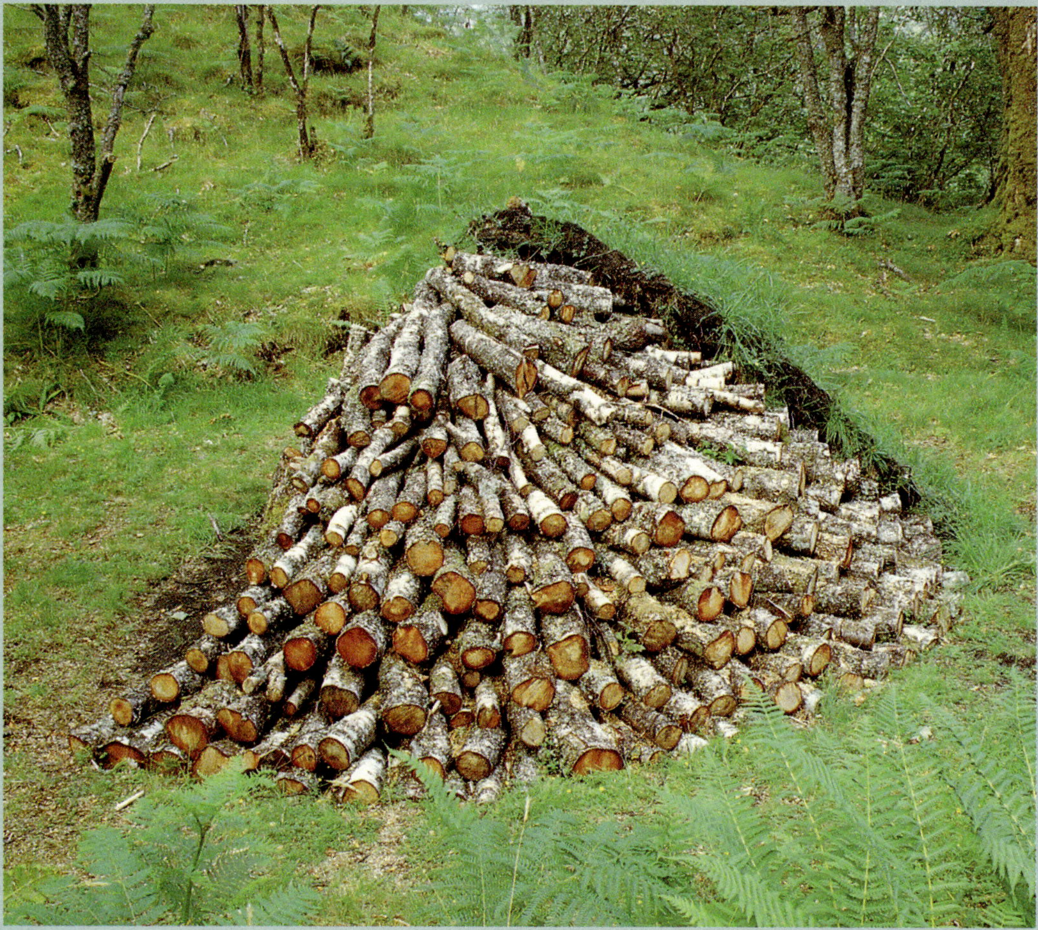

Carbo vegetabilis est obtenu à partir du charbon de bois, qui lui-même se présente sous différentes formes. Ce dernier résulte de la combustion - partielle, très lente et peu consommatrice d'oxygène – de bois ou de matière carbonée. Le charbon de bois est utilisé dans l'industrie chimique pour absorber résidus et odeurs ainsi que dans la fabrication de différents types de filtres, pour l'air ou pour l'eau.

CARBO VEGETABILIS (Carbo veg.)

Problèmes traités par Carbo vegetabilis

Syncopes et évanouissements.

Origine et actions

Carbo vegetabilis est obtenu à partir du charbon de bois, lui-même résultat de la combustion partielle de certaines essences de bois. Ce remède est habituellement prescrit de préférence par un homéopathe plutôt qu'en automédication. Il peut toutefois s'avérer très utile en cas d'évanouissement car il favorise l'oxygénation du sang.

Symptômes caractéristiques

* Malaise, réel évanouissement ou syncope (en prenant les premières mesures d'urgence nécessaires).
* Symptômes associés tels que vertiges, éblouissements et faiblesse générale.
* Frilosité.
* Pâleur.
* Tendance aux flatulences.
* Diminution des symptômes à l'air frais.

CAUSTICUM

Problèmes traités par Causticum

Brûlures et douleurs cuisantes, telles que cystite ou toux.

Origine et actions

Causticum est élaboré à partir de l'étonnante combinaison de chaux éteinte et de minerai de bisulfate de potassium mise au point par Samuel Hahnemann (voir p. 10). Les homéopathes le recommandent pour traiter les affections du système nerveux, les troubles cérébraux, les douleurs musculaires, mais il est également utile en remède d'urgence dans certains cas comportant des sensations de brûlure.

Symptômes caractéristiques

* Brûlures de la peau, notamment avec inflammation et ampoules (en prenant les premières mesures d'urgence nécessaires).
* Toux, laryngites et enrouement dû à une fatigue des cordes vocales.
* Cystite avec incontinence d'urine lors de quintes de toux.
* Symptômes aggravés par le froid et l'air sec.

CHAMOMILLA

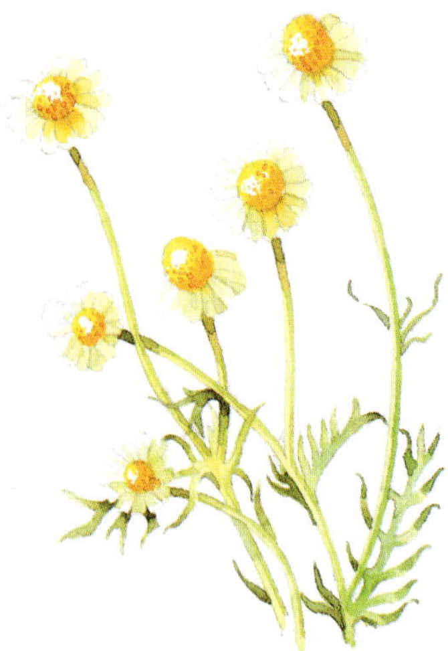

Problèmes traités par Chamomilla

Asthme, otites, maux de dents et poussées dentaires, ainsi que crises de coliques. C'est un des trois remèdes de base pour enfants, avec Aconit et Belladona.

Origine et actions

Ce remède est préparé à partir de la camomille, de la famille des composées, très répandue en Europe à l'état sauvage. Il agit très fortement sur le système nerveux. Il est notamment prescrit pour les maladies d'enfants qui provoquent irritabilité et mauvaise humeur.

Symptômes caractéristiques

⋆ Irritabilité ou mauvaise humeur.
⋆ Hypersensibilité à la douleur.
⋆ Les petites maladies de l'enfant qui affectent son caractère, telles que :
• les poussées dentaires.
• les coliques avec selles coulantes vert épinard dégageant une odeur d'œuf pourri.
⋆ Aggravation nocturne de la douleur.
⋆ Irritabilité de l'enfant exacerbée par toute tentative d'approche ou de dialogue.
⋆ Diminution des symptômes si l'enfant est bercé ou porté.

CHINA

Problèmes traités par China

Évanouissements, syncopes, mais aussi fièvres.

Origine et actions

China est préparé à partir de l'écorce séchée de quinquina ou écorce péruvienne, un arbuste des Andes en Amérique du Sud. Ce remède agit sur le tissu sanguin et la circulation. Les homéopathes le prescrivent habituellement dans le cadre d'un traitement à long terme. Il est utile pour traiter divers problèmes qui ont pour origine une extrême faiblesse résultant d'une carence en liquides physiologiques.

Symptômes caractéristiques

⋆ Sensation de malaise ou de vertiges.
⋆ Évanouissement ou syncope, notamment consécutifs à une déshydratation.
⋆ Faiblesse extrême.
⋆ Hémorragies, dues à une blessure externe, à une lésion interne ou à un ulcère.
⋆ Vomissements.
⋆ Diarrhée.
⋆ Fièvre avec transpiration abondante. (Quiconque suspecté de paludisme ou d'autre maladie tropicale doit consulter immédiatement.)

COCCULUS et COCCUS CACTI

Problèmes traités par Cocculus

Mal des transports et épuisement nerveux.

Origine et actions

Extrait d'une plante, la coque du Levant, ce remède agit fortement sur le système nerveux central.

Symptômes caractéristiques

* Nausées, vomissements et vertiges.
* Épuisement nerveux et stress du fait de trop d'attention portée à des proches ou de manque de sommeil par exemple.
* Ralentissement des réactions.

Problèmes traités par Coccus cacti

Toux et coqueluche.

Origine et actions

Préparé à partir d'une cochenille d'Amérique centrale qui vit sur les figuiers de Barbarie. Ce remède agit sur les muqueuses de la trachée.

Symptômes caractéristiques

* Grave irritation de la gorge.
* Quintes ou crises de toux spasmodiques.
* Expectoration abondante de mucus transparent et gluant.
* Haut-le-cœur et vomissements.

COLOCYNTHIS

Problèmes traités par Colocynthis

Malaises digestifs divers, tels que coliques, diarrhées, nausées, vomissements, douleurs gastriques et menstruelles.

Origine et actions

La coloquinte est une cucurbitacée du littoral méditerranéen. Sa pulpe fournit le remède qui agit à la fois sur l'appareil digestif et le système nerveux. Il est très utile quand irritabilité ou colère comptent parmi les symptômes.

Symptômes caractéristiques

* Irritation, mauvais caractère, ou colère dans le cadre d'une pathologie.
* Difficultés digestives accompagnées notamment de douleurs aiguës et violentes.
* Douleurs spasmodiques et crampes du bas-ventre ou de la région pelvienne d'origine digestive ou menstruelle.
* Diminution des symptômes par une forte pression ou par la posture recroquevillée.

DIOSCOREA

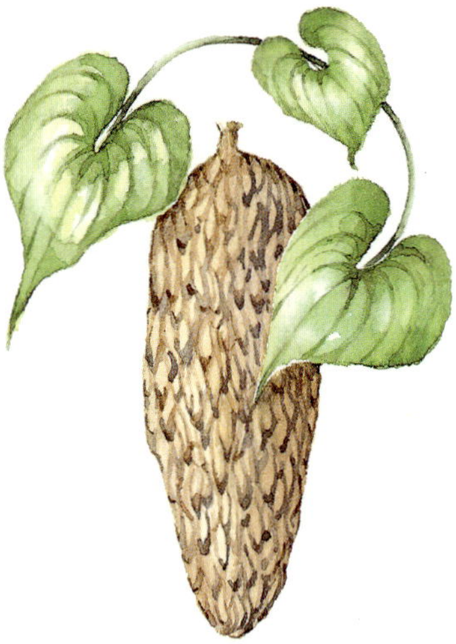

Problèmes traités par Dioscorea

Douleurs abdominales et crampes, coliques par exemple.

Origine et actions

Le remède Dioscorea est extrait de la racine fraîche de l'igname sauvage, une plante grimpante qui croît spontanément dans les forêts d'Amérique du Nord. Il agit principalement sur les nerfs et soulage un certain type de douleurs abdominales.

Symptômes caractéristiques

* Douleurs abdominales, notamment quand elles sont intolérables et dites en « coup de poignard ».
* Crises de coliques chez les bébés et les jeunes enfants.
* Diminution des symptômes par l'étirement de l'abdomen ou par la posture arc-boutée vers l'arrière.

DROSERA

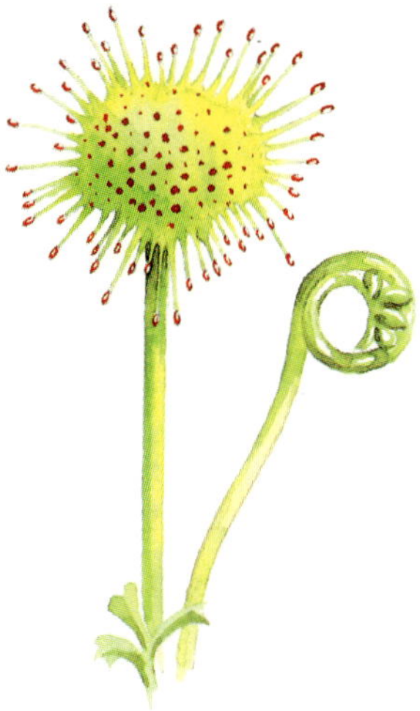

Problèmes traités par Drosera

Toux et coqueluche.

Origine et actions

La drosera est une petite plante à feuilles rondes qui croît et prospère dans les marais et tourbières de l'hémisphère Nord. Ses feuilles émettent des gouttelettes poisseuses et luisantes dans lesquelles se prennent les insectes que la plante dissout et ingère.
Le remède est extrait de la plante fraîche tout entière. Il agit sur la gorge, les poumons et les voies respiratoires. Son action est très importante sur la toux.

Symptômes caractéristiques

* Toux, notamment quand elle est profonde et bruyante.
* Toux prolongée et qui semble inextinguible.
* Toux hoquetante et spasmodique.
* Toux violente jusqu'à provoquer haut-le-cœur, vomissements, essoufflements, saignements de nez et transpiration.
* Diminution des symptômes pendant la nuit ou en position allongée.

EUPATORIUM

Problèmes traités par Eupatorium

Refroidissements et grippe.

Origine et actions

Le remède Eupatorium est extrait de l'eupatoire ou herbe à la fièvre *(Eupatorium perfoliatum)* dont on utilise le plant frais tout entier. Elle pousse à l'état sauvage sur les terrains humides. Eupatorium est important dans le traitement des refroidissements et de la grippe, notamment quand l'affection s'accompagne de douleurs osseuses.

Symptômes caractéristiques

* Symptômes de la grippe, notamment douleurs osseuses.
* Sensibilité et courbatures au niveau des muscles de la poitrine, du dos et des membres.
* Nausée avec vomissements éventuels de liquide biliaire jaune pâle et poisseux.
* Fièvre accompagnée de sensation de soif.
* Toux douloureuse.

EUPHRASIA

Problèmes traités par Euphrasia

Inflammations oculaires et rhume des foins.

Origine et actions

Le remède est obtenu à partir de l'euphraise ou « casse-lunettes ». C'est une grande herbacée dont les fleurs colorées s'épanouissent largement au soleil et se referment par temps couvert. Euphrasia est un remède classique prescrit par phytothérapeutes et homéopathes pour traiter les yeux irrités ou enflammés.

Symptômes caractéristiques

* Yeux irrités, enflammés et rouges.
* Écoulement de larmes âcres et picotantes.
* Symptômes du rhume des foins dont gorge irritée, éternuements, et nez qui coule, accompagnés tout particulièrement d'yeux rouges, larmoyants et irrités.
* Symptômes aggravés par la lumière vive, le vent et la chaleur.
* Réduction des symptômes à l'air frais.

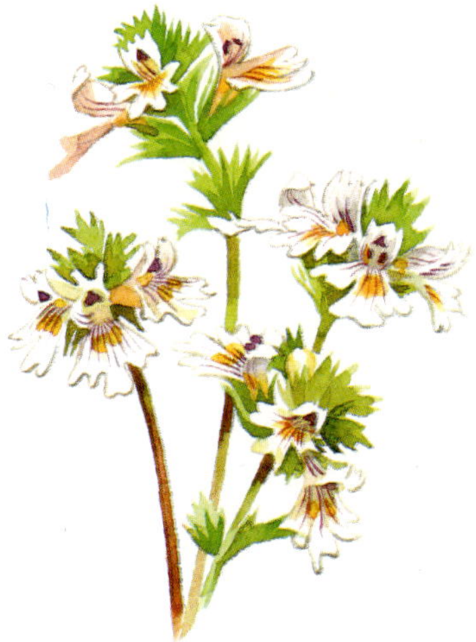

FERRUM PHOSPHORICUM (Ferrum phos.)

Problèmes traités par Ferrum phosphoricum

Rhumes et grippes, otites et fièvres.

Origine et actions

Il s'agit d'un composé chimique minéral de phosphate de fer et de phosphore. C'est un bon remède à tout faire pour traiter les refroidissements, les grippes, les petites fièvres, et plus généralement les manifestations lentes de symptômes assez indéfinissables.

Symptômes caractéristiques

* Manifestation lente de symptômes difficiles à définir.
* Petite fièvre (autour de 38°C).
* Fatigue généralisée.
* Symptômes habituels du rhume, avec nez bouché, éternuements, légère fébrilité et parfois maux de tête.
* Otites très violentes pour lesquelles Belladona s'est avéré inefficace.

GELSEMIUM

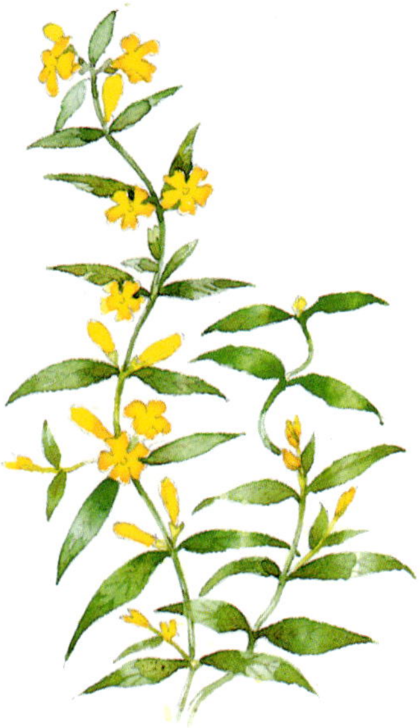

Problèmes traités par Gelsemium

Grippe, rubéole, mais aussi inquiétude ou angoisse.

Origine et actions

Gelsemium est obtenu à partir de la racine du jasmin jaune d'Amérique du Nord dont on utilise l'écorce. Ce remède agit essentiellement sur les muscles et les nerfs moteurs ; c'est aussi un des plus importants dans le traitement homéopathique de la grippe. Il s'avère également utile dans le domaine psychologique pour lutter contre l'angoisse et l'appréhension d'événements à venir.

Symptômes caractéristiques

* Douleurs musculaires accompagnées de sensations de grande lassitude, somnolence, fatigue et frilosité.
* Tremblements ou frissons.
* Sensation de perte de contrôle des membres.
* Fièvre avec soif modérée mais augmentation de la transpiration.
* Mal de tête diffus au niveau de la nuque, paupières lourdes.
* Crainte d'épreuves telles que les examens, l'intervention en public.
* Angoisse consécutive à de mauvaises nouvelles.
* Diminution des symptômes par la transpiration ou la miction. Augmentation par suite de contrariétés.

HAMAMELIS

Problèmes traités par Hamamelis

Gonflement et engorgement veineux (hémorroïdes et varices).

Origine et actions

Le remède Hamamelis est extrait du noisetier de la sorcière, un arbrisseau d'Amérique du Nord proche du noisetier. Il agit sur les veines, notamment celles de la région rectale, ainsi qu'au niveau des membres. Il s'applique directement en crème ou en lotion, ou peut être pris par voie orale sous forme de granules.

Symptômes caractéristiques

* Veines contusionnées, douloureuses et irritées visiblement gonflées et enflammées.
* Hémorroïdes, hémorragiques notamment.
* Varices apparues pendant une grossesse.
* Hémorroïdes consécutives à une grossesse ou à l'effort d'expulsion.

HEPAR SULFUR (Hepar sulfuris calcareum)

Problèmes traités par Hepar sulfur

Rhumes et laryngites. Infections localisées ou foyers infectieux, tels que furoncles, abcès, otites, gorge irritée, amygdalites, maux de dents et aussi bronchites.

Origine et actions

Le remède Hepar sulfur résulte d'une combinaison complexe de minerais de calcium et de soufre, connu aussi sous le nom de fleur de soufre calcaire de Hahnemann. Il agit fortement sur les nerfs et exerce son efficacité quand le malade fait preuve d'irritabilité. Il est également efficace sur les foyers d'infection.

Symptômes caractéristiques

* Irritabilité et extrême sensibilité aux phénomènes extérieurs, tels que les courants d'air, le froid, les bruits et les contacts physiques.
* Douleurs aiguës en écharde ; l'irritation de la gorge par exemple donne la sensation d'une arête de poisson en travers.
* Transpiration abondante et aigre.
* Frilosité atténuée par de bons vêtements enveloppants qui protègent notamment la tête.
* Abcès ou furoncles arrivés à maturité, prêts à percer, et fortement odorants.
* Toux rauque et sèche avec expectoration pénible de mucus jaune.

HYPERICUM

Problèmes traités par Hypericum

Contusions et blessures diverses, qui touchent notamment des régions sensibles de l'organisme.

Origine et actions

Hypericum est obtenu à partir du plant frais de millepertuis. Ce remède traite principalement les blessures et agit spécifiquement sur les régions très innervées. Il s'applique directement soit en crème, soit en teinture-mère diluée (1 volume de teinture pour 10 volumes d'eau), soit encore par voie orale, sous forme de granules.

Symptômes caractéristiques

* Contusions ou autres blessures concernant l'extrémité des doigts, les orteils, les lèvres, les oreilles, les yeux, le coccyx et d'autres régions sensibles de l'organisme.
* Douleurs fusantes irradiant le long des parcours nerveux.
* S'applique directement sur les zones concernées dans les cas de petites blessures, ou administré par voie orale sous forme de granules dans les cas plus graves (en prenant d'abord les premières mesures d'urgence nécessaires).

IGNATIA

Problèmes traités par Ignatia

Troubles émotionnels, chocs et traumatismes.

Origine et actions

Ignatia est obtenu à partir de la fève de Saint-Ignace, graine amère d'un bel arbre d'Asie du Sud-Est. C'est un remèdes « d'urgence psychologique » de tout premier ordre et il apaise de nombreux troubles mentaux et comportementaux dont l'origine psychologique est indéniable. Il traite aussi certaines affections physiques qui relèvent du psychologique de façon évidente.

Symptômes caractéristiques

* Tristesse et dépression consécutives à un deuil ou à une perte psychologique.
* Effets persistants de la frayeur, l'humiliation, l'inquiétude, le choc ou la colère.
* État d'esprit pessimiste nié ou refoulé.
* Cyclothymie caractérisée par l'alternance de rires et de pleurs sans raison apparente.
* Soupirs prononcés.
* Sensation de gorge nouée.
* Maux de tête violents en « coups de marteau ».

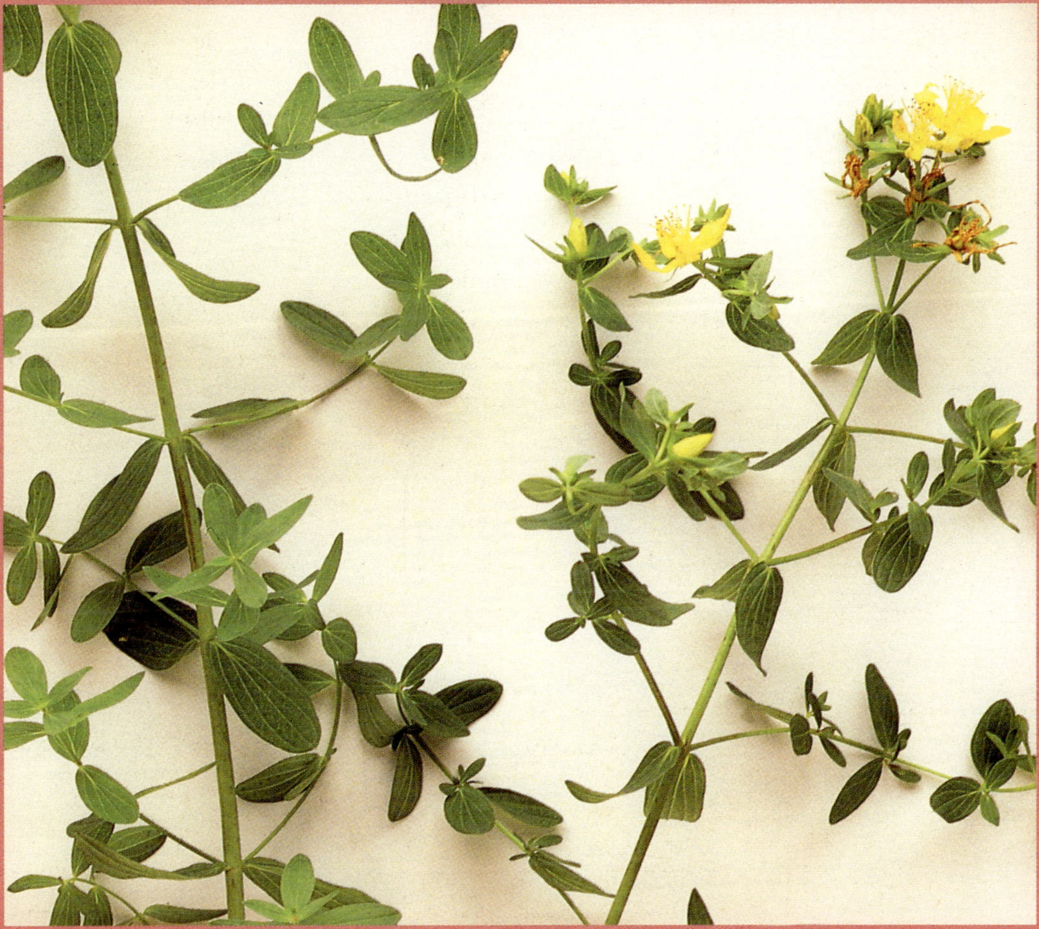

Le remède Hypericum est obtenu à partir du plant frais de millepertuis, ou herbe de la Saint-Jean, une herbacée commune d'Europe et d'Asie. La plante est également utilisée en phytothérapie. Selon une première étymologie, son nom usuel daterait des croisades où on aurait soigné les blessures des chevaliers de Saint-Jean-de-Jérusalem. Une autre explication voudrait qu'elle repousse le mauvais sort et ait été conservée dans les foyers pour cette raison les 20 juin, à la veille de la fête de la Saint-Jean-Baptiste.

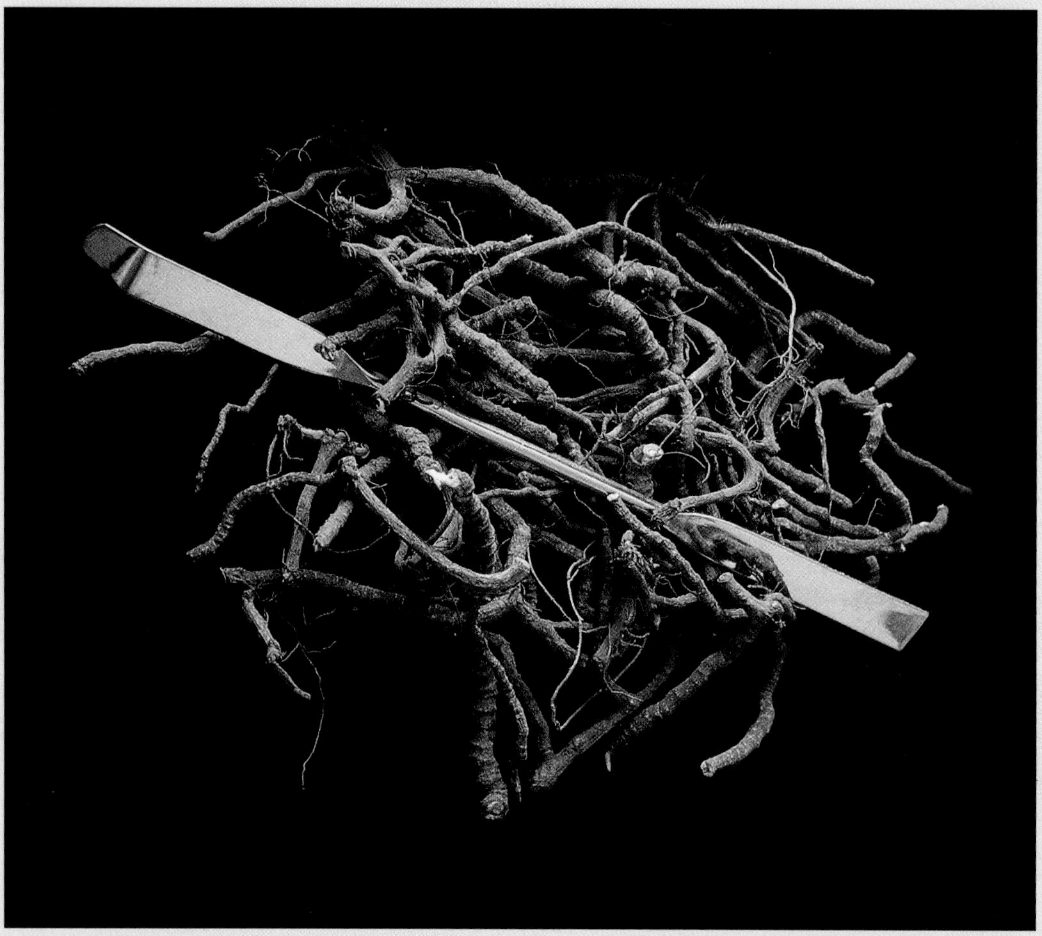

Le remède Ipeca est extrait des racines et des tiges souterraines de l'ipecacuanha. Ses racines moulues permettent la fabrication d'une poudre ou d'un sirop aux propriétés vomitives. Cette utilisation allopathique à haute dose s'oppose à l'utilisation homéopathique à petites doses (illustration de la « loi des semblables »).

IPECA (Ipecacuanha)

Problèmes traités par Ipeca

Nausée et vomissements, asthme, coqueluche.

Origine et actions

Le remède Ipeca est obtenu à partir de la racine séchée de l'arbuste sud-américain du même nom. Il agit principalement sur l'appareil digestif ainsi que sur les voies respiratoires. Le traitement de la nausée lui est spécifique, et ce, quelle que soit la nature de l'affection quand il s'agit là du symptôme principal.

Symptômes caractéristiques

* Nausée (mal au cœur), notamment si les vomissements n'apportent pas de soulagement.
* Toux, y compris toux de coqueluche, qui provoquent également la nausée.
* Asthme et respiration sifflante avec symptômes nauséeux.
* Maux de tête accompagnés de symptômes nauséeux.
* Diarrhée avec nausée.
* Malaise au réveil pendant la grossesse.

LACHESIS

Problèmes traités par Lachesis

Gorge irritée, amygdalite, mais aussi syndrome prémenstruel.

Origine et actions

Lachesis est élaboré à partir du venin du serpent du même nom. Sa prescription revient de préférence aux homéopathes car il s'agit là d'un remède fondamental, de nature constitutionnelle pour les traitements occasionnels ou encore destiné au long terme (voir p. 32). Il est néanmoins utilisé quelquefois par automédication pour lutter contre les affections de la gorge et dans le traitement des problèmes féminins.

Symptômes caractéristiques

* Irritations de la gorge plus marquées du côté gauche, ou qui se déplacent de gauche à droite.
* Irritation de la gorge avec extension aux oreilles ou jusque dans la nuque.
* Déglutition difficile et plus douloureuse au passage des aliments liquides qu'à celui des solides.
* Symptômes plus prononcés au réveil, à la chaleur ou si on exerce une pression sur le cou, la poitrine ou la hanche.
* Symptômes menstruels qui diminuent avec le déclenchement des règles.
* Bouffées de chaleur.

LEDUM PALUSTRE

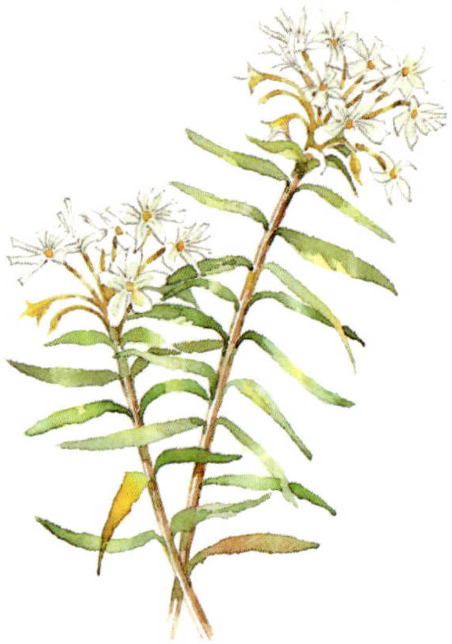

Problèmes traités par Ledum palustre

Blessures diverses, y compris morsures et piqûres.

Origine et actions

Le remède Ledum est extrait du lédon des marais, un petit arbuste que l'on rencontre dans les tourbières et les zones marécageuses dans le Nord des continents européen et américain. C'est avant tout un remède d'urgence, essentiellement utilisé dans le cas de lésions ulcérées ; il traite aussi les yeux qui sont injectés occasionnellement de sang.

Symptômes caractéristiques

* Vilaines blessures perforées difficiles à cicatriser, causées par des objets pointus, tels que clous ou échardes.
* Morsures ou piqûres d'insectes infectées et difficiles à cicatriser.
* Blessures froides au toucher.
* Douleur apaisée par l'application de compresses froides.
* Blessures oculaires quand l'œil refroidit ou s'injecte de sang.

LYCOPODIUM

Problèmes traités par Lycopodium

Indigestion, irritations de la gorge et divers problèmes dits « constitutionnels » (voir p. 32).

Origine et actions

Le remède Lycopodium est élaboré à partir du lycopode. Les homéopathes le prescrivent dans le cadre d'un traitement à long terme en tant que remède constitutionnel (voir p. 38) qui agit en profondeur sur l'appareil digestif et les voies urinaires. Son action puissante permet de traiter toute une gamme de problèmes pour autant que les symptômes correspondent.

Symptômes caractéristiques

* Brûlures d'estomac.
* Flatulences et douleurs abdominales.
* Envie de sucreries.
* Irritations de la gorge plus marquées du côté droit, ou qui se déplacent de droite à gauche.
* Baisse d'énergie en fin d'après-midi ou en début de soirée avec aggravation des symptômes.
* Irritabilité au réveil.
* Symptômes aggravés par la consommation d'aliments flatulents tels que les haricots ou les choux.
* Réduction des symptômes au grand air.

MAGNESIA PHOSPHORICA (Magnesia Phos.)

Problèmes traités par Magnesia phosphorica

Coliques et douleurs spasmodiques dues aux règles, à une sciatique, à un mal de dents ou à une otite.

Origine et actions

Le remède Magnesia phosphorica résulte d'une combinaison chimique minérale de magnésium et de phosphore. Il agit directement sur les nerfs et les muscles et s'utilise essentiellement pour atténuer, voire supprimer, la douleur. Il traite des maux d'origines diverses mais est plus efficace quand le modèle des symptômes lui correspond bien.

Symptômes caractéristiques

* Douleurs violentes et paroxystiques (déferlant par vagues ou en spasmes).
* Douleurs fulgurantes qui irradient le long des parcours nerveux.
* Douleurs plus intenses pendant la nuit, ou encore lors d'une exposition au froid et aux courants d'air.
* Douleurs atténuées par la chaleur (d'une bouillotte par exemple), une pression légère ou encore un massage.
* Douleurs apaisées par la posture recroquevillée dans le cas de crampes abdominales.
* Abaissement du seuil de tolérance à la douleur.

MERCURIUS

Problèmes traités par Mercurius

Foyers d'infections tels que furoncles, abcès, irritations de la gorge, amygdalite, otite, douleurs dentaires, ulcères buccaux, varicelle et oreillons.

Origine et actions

Le remède Mercurius est élaboré à partir d'un sel de mercure liquide sous sa forme chimique de nitrate d'ammonium de mercure. Il agit fortement sur le système endocrinien et s'utilise quand l'infection est installée et que la région concernée est bien infectée.

Symptômes caractéristiques

* Gonflement des ganglions.
* Hyper-salivation accentuée pendant la nuit.
* Transpiration abondante.
* Langue flasque et jaunâtre facilement marquée par l'empreinte des dents.
* Augmentation de la soif.
* Odeurs désagréables émises par l'haleine et l'ensemble des substances sécrétées.
* Goût métallique dans la bouche.
* Épuisement psychologique accompagné d'irritabilité et de mal à l'aise.

NATRUM MURIATICUM (Natrum mur.)

Problèmes traités par Natrum muriaticum

Peine et états d'âme, sentiment de rancune.

Origine et actions

Ce remède est composé essentiellement de chlorure de sodium, le banal sel marin. C'est un important remède constitutionnel (voir pp. 35 et 40) qui agit en profondeur sur les émotions. Il est utilisé dans le traitement de nombreux problèmes chroniques ou à long terme pour autant que les symptômes et la personnalité correspondent. Sur le plan physique il agit sur les échanges en eau de l'organisme.

Symptômes caractéristiques

* Sentiments de peine, de rancune ou d'humiliation souvent niés, refoulés ou étouffés.
* Pleurs incessants ou, inversement, pas une larme quand elles seraient prévisibles.
* Plaisir de se retrouver seul.
* Rejet de toute consolation.
* Nature hypersensible aux réactions exacerbées.
* Envie de sel ou d'aliments salés.
* Herpès labial.

NATRUM SULFURICUM (Natrum sulf.)

Problèmes traités par Natrum sulfuricum

Asthme aggravé par l'atmosphère humide.

Origine et actions

Le remède Natrum sulfuricum n'est autre que du sulfate de sodium, combinaison chimique minérale sodium/soufre. Il agit sur le foie et la tête, aussi bien que sur les voies respiratoires. Il s'avère d'une grande utilité pour les personnes qui supportent mal le temps pluvieux ou dont les symptômes sont aggravés en atmosphère humide.

Symptômes caractéristiques

* Respiration typiquement asthmatique, avec accès de sifflements, d'essoufflement ou même de halètement.
* Crises d'asthme accentuées par le temps humide ou pluvieux.
* Crises d'asthme plus aiguës au petit matin.
* Asthme ou respiration sifflante à la suite d'un refroidissement ou d'un grand effort.
* Troubles qui peuvent avoir pour origine une ancienne blessure à la tête.

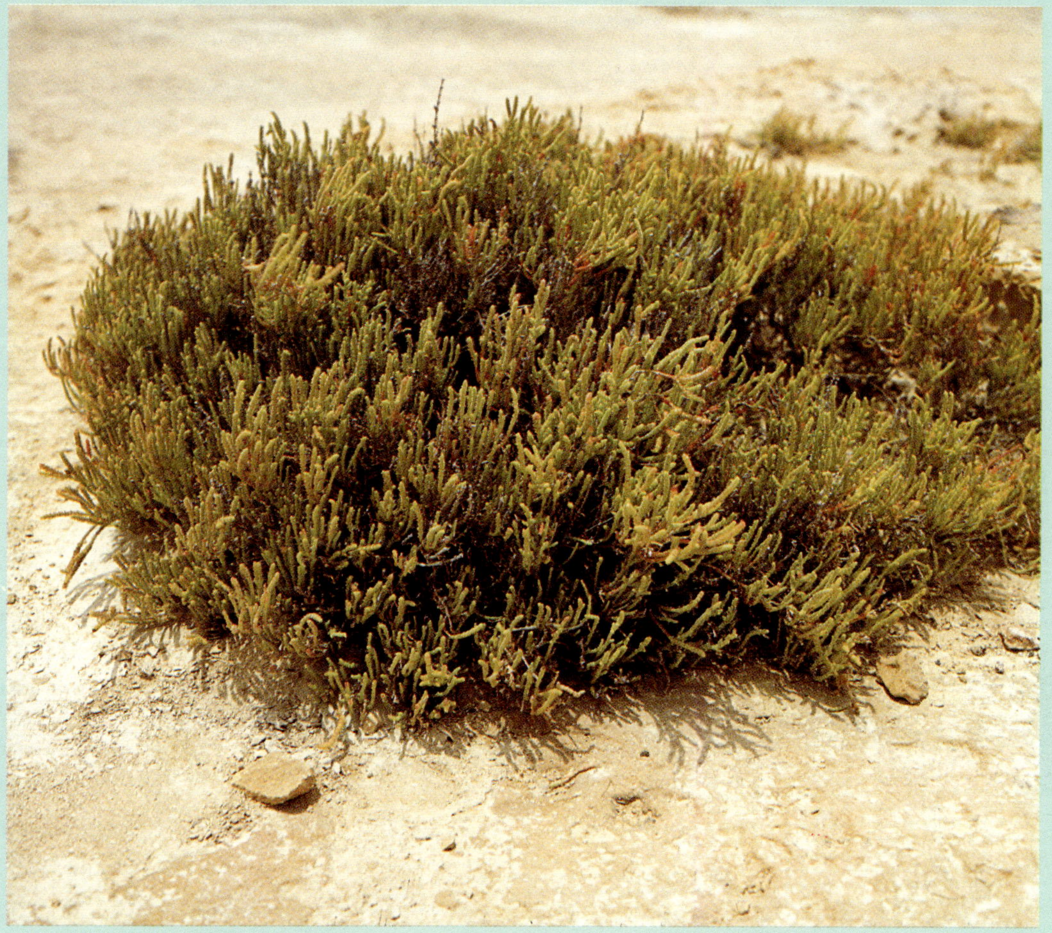

La vie a débuté dans l'eau salée. Le sel marin, ou chlorure de sodium, a un rôle fondamental car il contrôle les échanges minéraux essentiels à l'organisme. Les plantes du littoral, telles que la salicorne, absorbent du sel et sont d'importantes sources de sodium et de chlorures.

NUX VOMICA

Problèmes traités par Nux vomica

Indigestions, nausées, vomissements, gueule de bois, refroidissements et grippe.

Origine et actions

Le remède Nux vomica est extrait des graines de la noix vomique, fruit d'un arbre extrême-oriental riche en strychnine. C'est un remède d'urgence essentiel dans le traitement de l'appareil digestif notamment. Il est aussi très important en tant que remède constitutionnel chronique ou dans le cadre d'un traitement à long terme.

Symptômes caractéristiques

⋆ Nausées ou vomissements.

⋆ Problèmes digestifs résultant d'excès de table.

⋆ Maux de tête consécutifs à la gueule de bois.

⋆ Réflexe pressant et vain de défécation.

⋆ Alternance de diarrhée et de constipation.

⋆ Sensation de poids dans l'estomac après l'ingestion de nourriture.

⋆ Renvois gastriques liquides et aigres.

⋆ Tempérament très sensible, irritable et exalté.

⋆ Tendance à l'insomnie.

PHOSPHORUS

Problèmes traités par Phosphorus

Nausées, vomissements, diarrhées, saignements de nez ou petites hémorragies sans gravité, ainsi que troubles dits « constitutionnels » (voir p. 32).

Origine et actions

Le phosphore minéral est un oligo-élément essentiel au squelette. Cet important remède constitutionnel traite efficacement de nombreux problèmes quand la typologie et les symptômes concordent. Il agit spécifiquement sur l'appareil digestif et les voies respiratoires.

Symptômes caractéristiques

⋆ Ce remède est plus efficace quand il y a correspondance entre le modèle des symptômes et la typologie, ainsi qu'il est décrit en p. 42.

⋆ Phosphorus concerne les individus vifs, ouverts et amicaux mais qui sont quelquefois nerveux et angoissés comme s'ils avaient besoin du réconfort d'autrui.

PHYTOLACCA

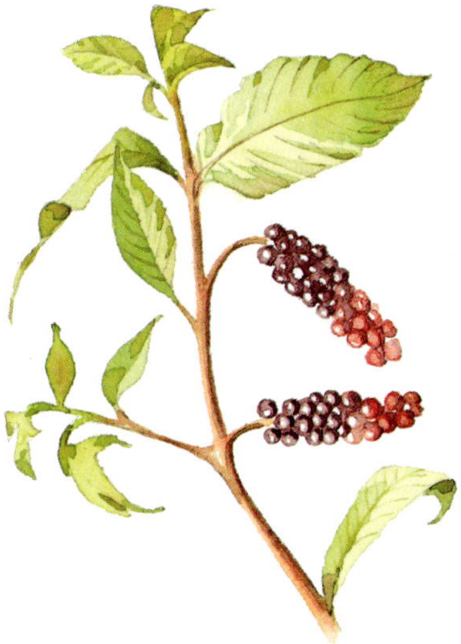

Problèmes traités par Phytolacca

Irritations de la gorge, amygdalite, mais aussi mastodynie et syndromes mammaires.

Origine et actions

Le remède Phytolacca est élaboré à partir du phytolacca, ou raisin d'Amérique, répandu dans tout l'hémisphère Nord. Ce sont les feuilles fraîches et les baies mûres qui sont utilisées. Ce remède affecte principalement le système glandulaire endo- et exocrinien, dont les amygdales et les glandes mammaires.

Symptômes caractéristiques

★ Irritation de la gorge avec l'arrière-gorge et le larynx très enflammés et de coloration foncée.
★ Gorge irritée et comme nouée, encore plus douloureuse à la déglutition.
★ Irritation de la gorge atténuée par les liquides froids et aggravée par la chaleur.
★ Douleurs des oreilles accentuées lors de la déglutition.
★ Mamelons crevassés ou irrités.
★ Seins gonflés et tendus, durs et granuleux au toucher, notamment pendant l'allaitement.

PODOPHYLLUM

Problèmes traités par Podophyllum

Diarrhées et troubles intestinaux.

Origine et actions

Le remède Podophyllum est extrait de la podophylle, une plante herbacée d'Amérique du Nord. Il est élaboré à partir de la plante fraîche tout entière, ou de ses fruits mûrs, ou même encore de sa racine une fois les fruits tombés. Ce remède agit principalement sur le duodénum, sur l'intestin grêle dans son ensemble, ainsi que sur la section basse du gros intestin au niveau du rectum.

Symptômes caractéristiques

★ Diarrhées violentes avec émission de gaz.
★ Diarrhées extrêmement abondantes et liquides.
★ Diarrhées fusantes et douloureuses.
★ Remède indiqué pour les constitutions hépatiques, notamment quand la région du foie est sensible et douloureuse.

PULSATILLA

Problèmes traités par Pulsatilla

Asthme, varicelle, oreillons, otites, problèmes oculaires, poussées dentaires ou autres maladies infantiles, ainsi que douleurs menstruelles.

Origine et actions

Le remède Pulsatilla est obtenu à partir de l'anémone des prés. C'est un remède de base de la pharmacie homéopathique, et plus précisément de la trousse d'urgence. Pulsatilla est également un remède constitutionnel d'importance (voir pp. 32 et 42). Si les symptômes correspondent bien, il s'avère très utile malgré une certaine inadéquation de la typologie.

Symptômes caractéristiques

* Versatilité et changements d'humeur.
* Symptômes physiques très variables.
* Fragilité et sensibilité ainsi qu'une tendance à l'attachement.
* Nature sympathique et douce.
* Maladies généralement non accompagnées de sensation de soif.
* Sécrétions vert-jaune.
* Diminution des symptômes à l'air frais ou en présence d'autres personnes.
* Aggravation des symptômes causée par une alimentation trop riche.

RHUS TOX

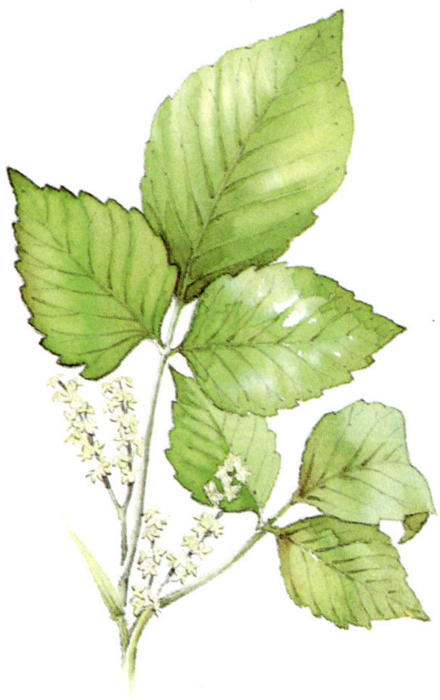

Problèmes traités par Rhus tox

Varicelle, oreillons, zona, foulures et entorses ainsi que douleurs articulaires.

Origine et actions

Le remède Rhus tox est obtenu à partir du sumac vénéneux qui est un lierre rampant toxique d'Amérique du Nord. C'est un important remède de première urgence dans les cas d'entorses, de foulures, d'articulations enflées ou blessures du même ordre. Il traite également d'autres problèmes, pour autant que le modèle des symptômes corresponde bien.

Symptômes caractéristiques

* Malaise extrême.
* Raideur dans les articulations effacée par des mouvements lents.
* Inflammation des glandes.
* Crises de démangeaisons extrêmes accompagnées de rougeurs.
* Grande soif avide d'eau ou de lait.
* Diminution des symptômes par la chaleur et les massages.
* Aggravation des symptômes au froid, à l'humidité ou à l'occasion d'un gros effort.

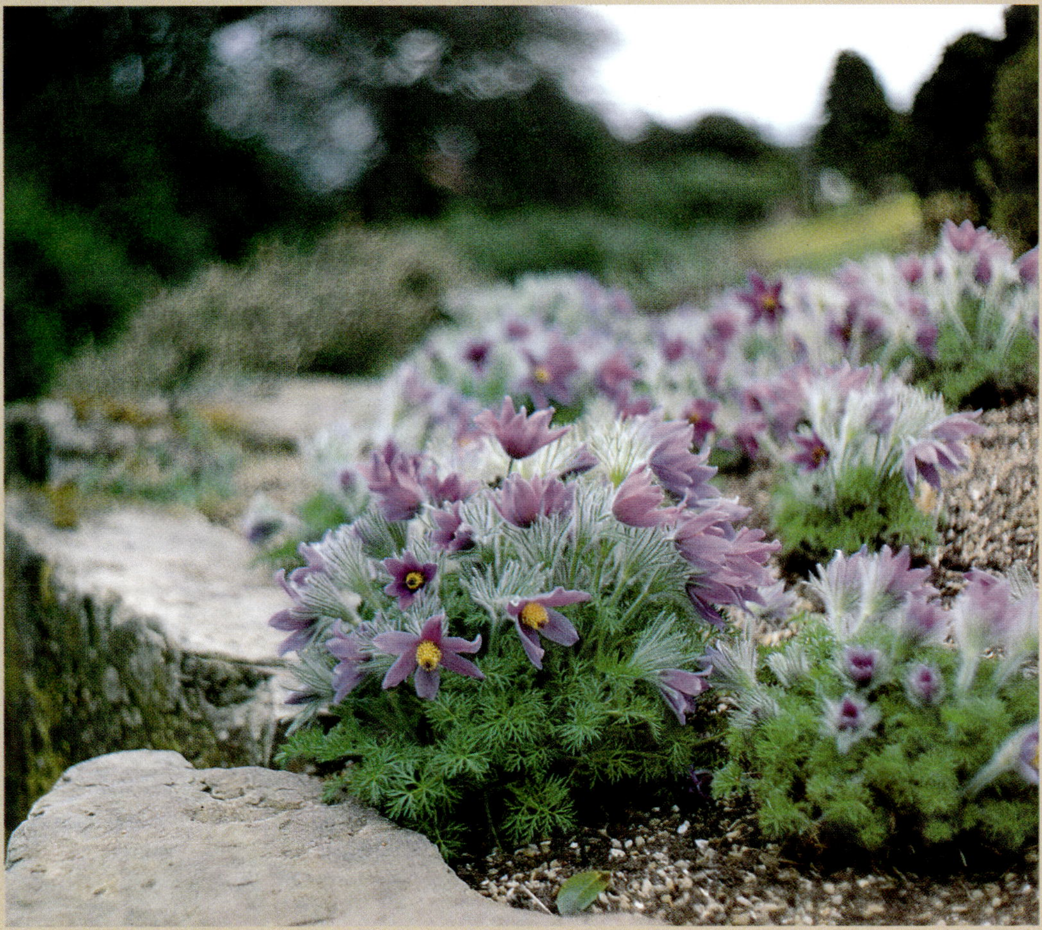

Le remède Pulsatilla est extrait de l'anémone des prés. C'est une renonculacée de la famille des anémones à jolies clochettes mauves. Pulsatilla est le remède des individus d'humeur changeante.

RUMEX

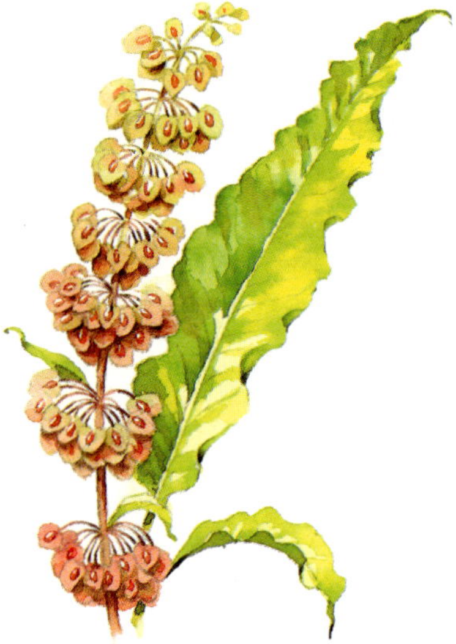

Problèmes traités par Rumex

Toux particulièrement irritantes ou toux persistantes.

Origine et actions

Le remède Rumex est obtenu à partir des racines fraîches de la patience sauvage. C'est une mauvaise herbe de bord de route, répandue en Europe comme en Amérique du Nord. Le remède a démontré son efficacité sur les nerfs ainsi que sur les muqueuses de l'arrière-gorge et du larynx.

Symptômes caractéristiques

* Toux sèche, rendue intolérable par une irritation permanente, souvent plus prononcée pendant la nuit.
* Toux réamorcée ou aggravée par la respiration d'air frais, et qui chatouille comme une plume.
* Diminution des symptômes à la chaleur ou en se couvrant la bouche.

RUTA

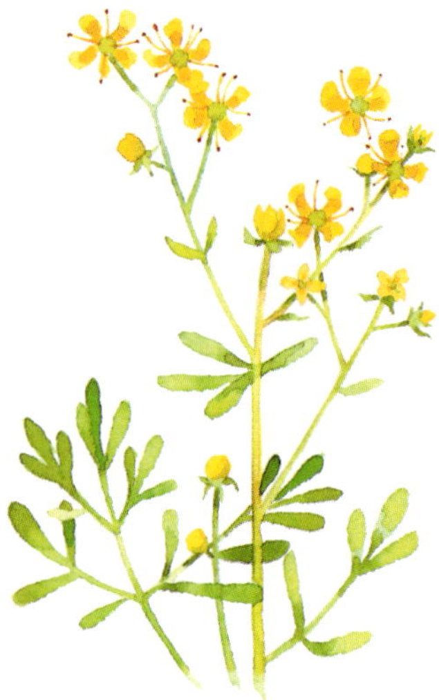

Problèmes traités par Ruta

Contusions, fatigue oculaire, foulures et entorses des muscles et des articulations.

Origine et actions

Le remède Ruta est extrait de la rue, une herbe recherchée depuis toujours pour ses propriétés médicinales. Ruta agit sur les articulations, les tendons, les cartilages et le périoste (membrane qui enveloppe les os). Il est également utile en tant que remède d'urgence et pour son action sur les yeux fatigués.

Symptômes caractéristiques

* Contusions osseuses douloureuses.
* Foulures tendineuses ou articulaires, notamment au niveau des poignets et des chevilles.
* Douleurs accompagnées de malaises.
* Aggravation des symptômes au froid ou à l'humidité.
* Sensation de surmenage physique et de raideur.
* Sensibilité du bas du dos atténuée par la position allongée.
* Fatigue oculaire, notamment quand la lumière diminue.

SABADILLA

Problèmes traités par Sabadilla

Rhume des foins et nez irrité s'il y a éternuements.

Origine et actions

Le remède Sabadilla est extrait des graines de la cevadilla mexicaine ou cévadille. Ses graines s'utilisaient autrefois pour détruire certains parasites corporels comme les poux et les vers. Le remède homéopathique est bien entendu moins agressif. Il agit spécifiquement sur les muqueuses qui tapissent les cavités nasales.

Symptômes caractéristiques

* Éternuements violents et récidivants en crises.
* Nez qui démange.
* Nez sec et bouché, mais qui coule.
* Sensibilité au pollen, à la poussière, à diverses particules en suspension, ainsi même qu'au parfum des fleurs.
* Yeux larmoyants.
* Diminution des symptômes à l'air libre et à la chaleur. Aggravation au froid.

SARSAPARILLA

Problèmes traités par Sarsaparilla

La cystite principalement.

Origine et actions

Le remède Sarsaparilla est élaboré à partir des racines de la salsepareille nord-américaine. Il agit principalement sur certaines régions des voies urinaires et de l'appareil génital. Son utilisation est d'un intérêt fondamental dans le traitement de la cystite qui est une inflammation de la paroi vésicale souvent associée à une infection bactérienne.

Symptômes caractéristiques

* Symptômes classiques de la cystite, principalement des brûlures pendant la miction, ainsi qu'un besoin d'uriner impérieux et insatisfaisant.
* Miction lente et douloureuse qui devient intolérable sur la fin.
* Certaines personnes peuvent aller jusqu'à hurler de douleur.

SEPIA

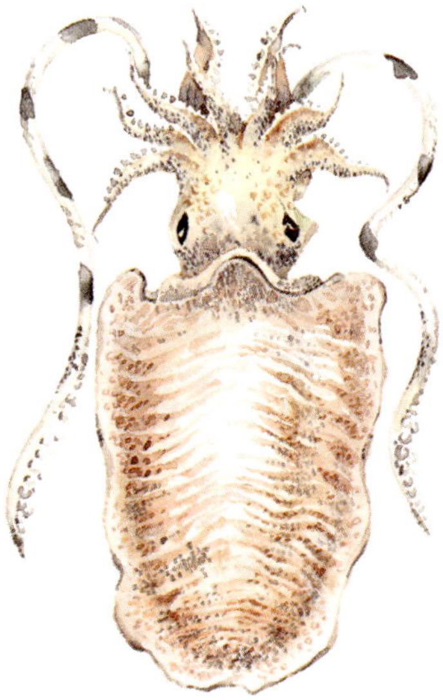

Problèmes traités par Sepia

Problèmes féminins majoritairement, à savoir douleurs menstruelles et syndromes pré- et postmenstruels.

Origine et actions

Le remède Sepia est extrait de l'encre de la seiche. Il ne concerne pas exclusivement les femmes mais il faut reconnaître son action réellement efficace sur l'appareil génital féminin. Il trouve son utilité à tous les stades de la vie génitale féminine, de la puberté à la ménopause, sans oublier la grossesse et les douleurs menstruelles.

Symptômes caractéristiques

* Désintérêt envers l'existence et même envers les proches.
* Irritabilité, susceptibilité et tendance à la dépression.
* Nausées et perception exacerbée des odeurs, notamment celles de cuisine.
* Haut-le-cœur au réveil.
* Impression de descente d'organes au niveau du bas-ventre et du pelvis.
* Irrégularité des cycles menstruels.
* Bouffées de chaleur.
* Diminution des symptômes lors d'exercices physiques soutenus.

SILICEA

Problèmes traités par Silicea

Abcès, blessures lentes à cicatriser, maux de dents et otites ainsi que divers foyers d'infection localisés.

Origine et actions

Le remède Silicea n'est autre que la silice, présente dans le sable ou le silex. Les homéopathes le prescrivent plutôt à long terme qu'en traitement au quotidien.
Il s'avère toutefois très utile pour traiter les blessures purulentes car il incite l'organisme à éliminer ou à dégrader les tissus malades.

Symptômes caractéristiques

* Infections mineures allant en dégénérant plutôt qu'en s'améliorant.
* Abcès qui tardent à cicatriser, ou qui mûrissent mal. Cas de certaines douleurs dentaires.
* Corps étrangers difficiles à éliminer tels qu'échardes, petits cailloux ou éclats de verre.
* Ce remède est tout particulièrement recommandé quand les symptômes sont lents à guérir, ainsi qu'aux individus frileux et à ceux qui manquent de force ou de vitalité.

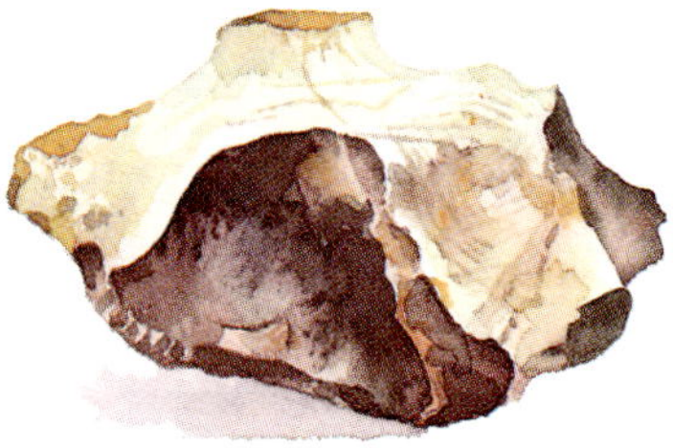

SPONGIA

Problèmes traités par Spongia

Toux et laryngite ainsi que divers maux de gorge et du larynx, tels qu'angines et laryngites.

Origine et actions

Le remède Spongia est obtenu par dessiccation et pulvérisation du squelette de l'éponge commune. Son effet est important sur l'appareil respiratoire. Il s'avère donc très utile pour traiter les toux, les irritations de la gorge ou d'autres problèmes du même ordre relatifs aux voies respiratoires.

Symptômes caractéristiques

★ Toux sèche, bruyante et hoquetante qui sonne creux et se déclenche par quintes.
★ Toux très rauque et râpeuse.
★ Irritation, agacement, sécheresse et sensation de constriction au niveau de la gorge.
★ Crises de toux souvent plus aiguës avant minuit, qui s'apaisent après les repas ou après l'ingestion de liquides chauds.
★ Aggravation des symptômes par l'exercice physique ou l'activité soutenue.

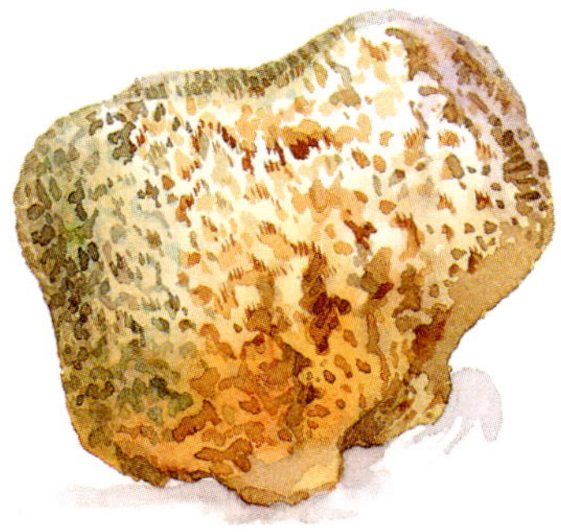

STAPHYSAGRIA

Problèmes traités par Staphysagria

Orgelets et inflammations oculaires, suites chirurgicales, mais aussi stress ou troubles d'ordre psychologique.

Origine et actions

Le remède Staphysagria est obtenu à partir de la fleur de la staphysaigre ou herbe aux poux. Il s'adresse aux personnes qui refoulent leurs sentiments et souffrent en silence tout en étouffant une révolte intérieure. Ce remède traite également les coupures et les blessures, plus particulièrement quand lésions et sentiments d'humiliation ou de révolte se trouvent liés.

Symptômes caractéristiques

★ Orgelets ou inflammations oculaires résultant de surmenage, stress ou fatigue.
★ Coupures et blessures chirurgicales, telles qu'épisiotomies lentes à cicatriser.
★ Stress et divers maux consécutifs au refoulement de sentiments négatifs (colère, peine ou humiliation).
★ Particulièrement recommandé quand la personne a l'impression d'être exploitée ou manipulée.

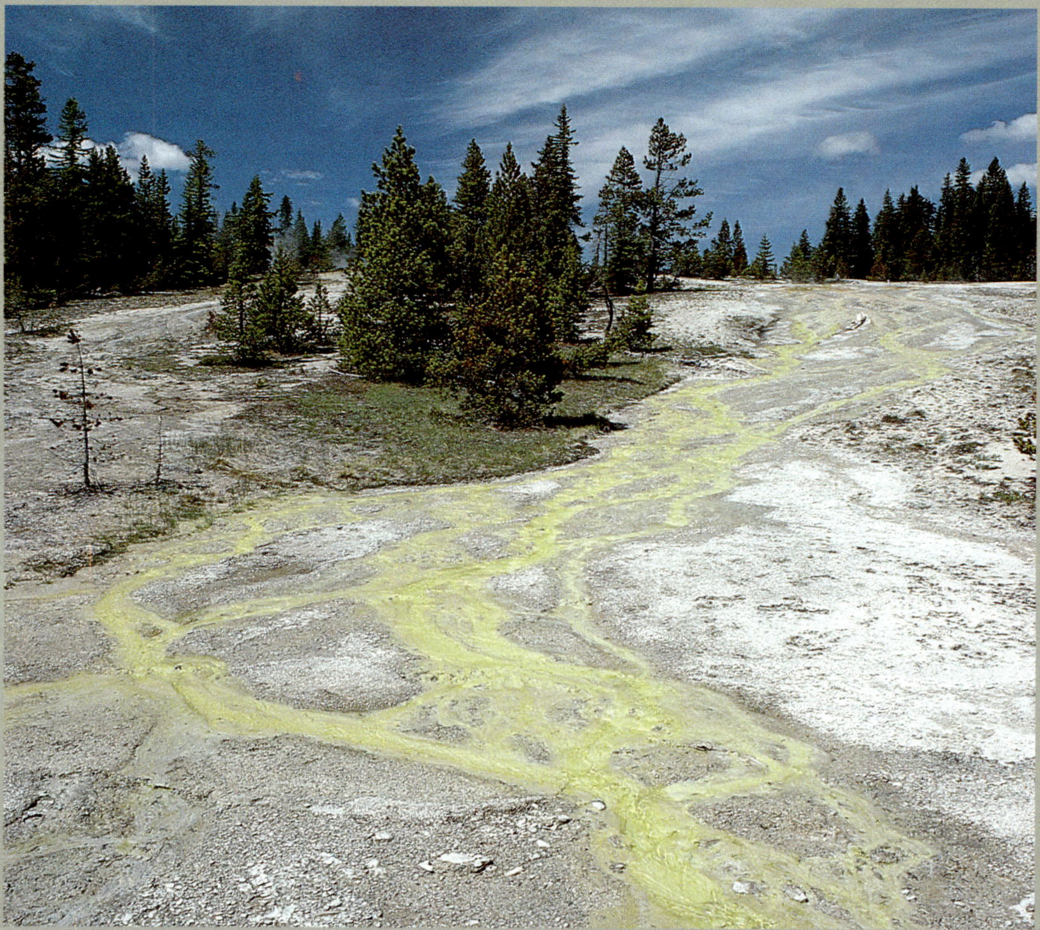

Le soufre est largement présent dans la nature ; citons par exemple les émanations volcaniques, la pestilence des gaz des marais, ou encore les vapeurs revigorantes des bains d'eaux thermales. Ce minerai élémentaire de couleur jaunâtre est utilisé depuis plus de cinq mille ans pour ses propriétés curatives.

SULFUR

Problèmes traités par Sulfur

Sulfur est un remède constitutionnel important également destiné aux enfants (voir pp. 32 et 46). Il traite un grand nombre de problèmes quand la typologie du malade correspond bien.

Origine et actions

Le soufre est un élément naturel qui, à l'état brut, ressemble à de la craie jaunâtre. Il agit en profondeur et sans spécificité sur tout l'organisme en favorisant l'élimination des poisons et toxines qu'il fait ressortir en surface. Cette action explique que le soufre soit toujours associé au traitement des problèmes cutanés.

Symptômes caractéristiques

Pour ce qui concerne ce remède, la personnalité du malade ou son type constitutionnel sont aussi importants que les symptômes qu'il développe. Citons les principaux traits de caractère distinctifs (voir aussi p. 42) :

* Personnes essentiellement repliées sur elles-mêmes et qui ne portent pas attention à leur entourage.
* Personnes qui manquent de ressort vers 11 heures et qui ont besoin d'un petit en-cas pour récupérer.
* Personnes toujours réchauffées qui ne sentent pas le froid.
* Personnes avides de sucreries.

SYMPHYTUM

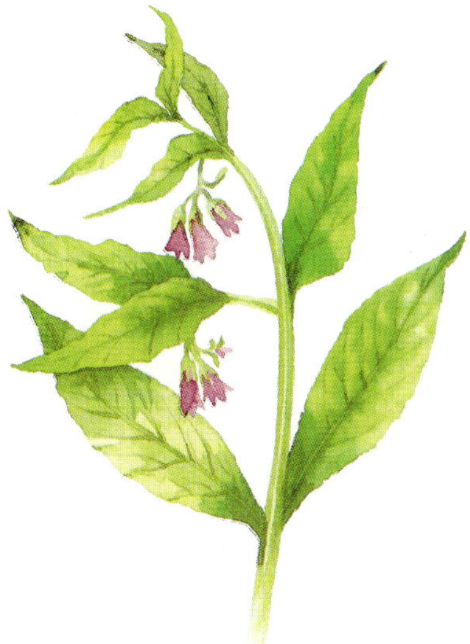

Problèmes traités par Symphytum

Fractures et lésions oculaires.

Origine et actions

Le remède Symphytum est élaboré à partir de toute la plante fraîche de la grande consoude qui pousse à l'état sauvage en Europe. Il est essentiellement utilisé pour favoriser la consolidation des fractures, mais aussi pour résorber les lésions oculaires.

Symptômes caractéristiques

* Fractures et lésions osseuses. Symphytum accélère la suture ou la consolidation du tissu osseux après réduction ou remise en place de la fracture. Ce dernier point est très important car sans réduction les os risqueraient de se souder dans un mauvais alignement à la faveur de Symphytum.
* Lésions du globe oculaire consécutives à un choc provoqué par un objet, tel qu'une balle de tennis reçue dans l'œil.

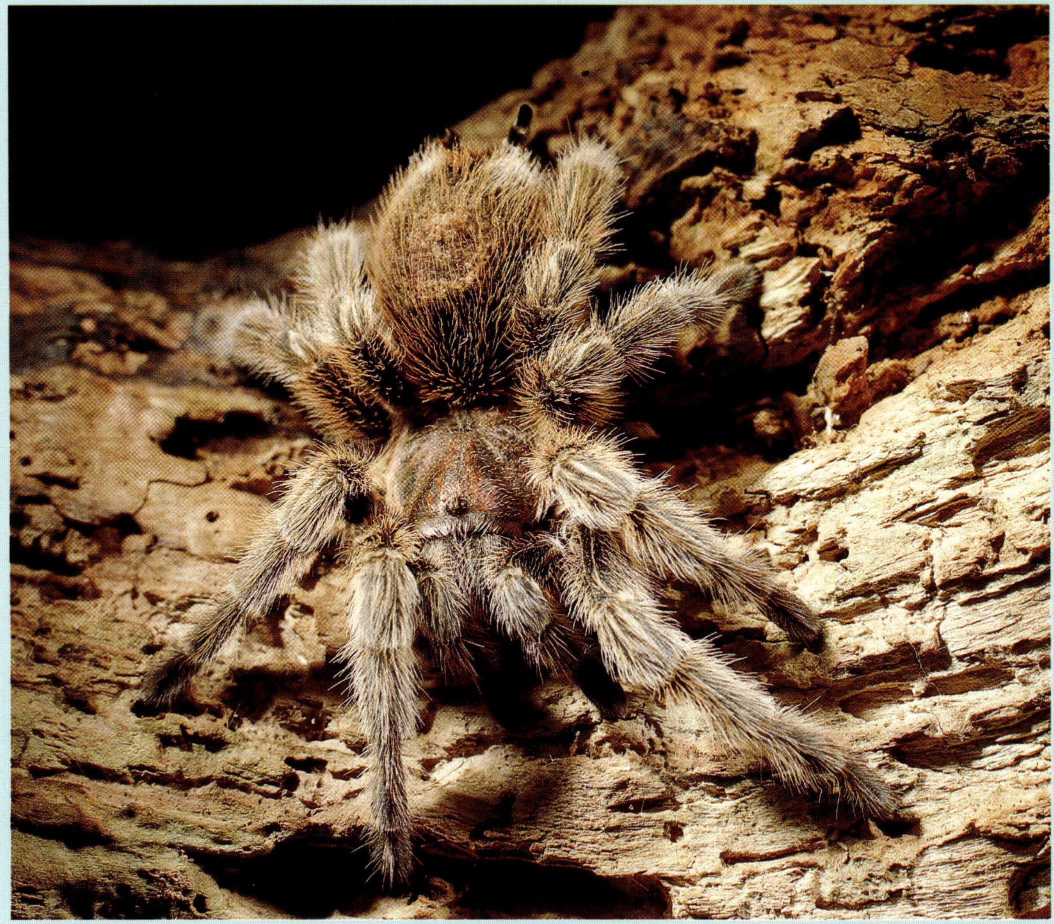

La tarentule est une araignée repoussante dont la piqûre ne fait pas particulièrement mal au début mais qui devient bientôt extrêmement sensible et douloureuse. Le remède Tarentula cubensis est obtenu à partir du venin d'une espèce cubaine de tarentule.

TABACUM

Problèmes traités par Tabacum

Mal des transports ; bateau, avion, train, voiture ou même manège de fête foraine.

Origine et actions

Le remède Tabacum est extrait du plant de tabac. À doses homéopathiques il peut traiter certains symptômes causés par la fumée de cigarette. Ces symptômes résultent de l'effet de la nicotine contenue dans la fumée de tabac, et ils sont semblables à ceux que l'on observe lors du mal des transports.

Symptômes caractéristiques

* Visage livide et violente nausée.
* Nausée suivie de vomissements.
* Transpiration abondante.
* Sensation de constriction abdominale.
* Mal de tête souvent accompagné de nausées importantes.
* Diminution des symptômes à l'air frais.

TARENTULA CUBENSIS

Problèmes traités par Tarentula cubensis

Gros furoncles, abcès, ulcères et lésions éruptives du même ordre.

Origine et actions

Ce remède est extrait de l'araignée venimeuse *Tarentula cubensis*. Les symptômes soignés ressemblent aux effets de la piqûre de cette araignée de Cuba.

Symptômes caractéristiques

* Rien de bien inquiétant dans les premiers stades de l'affection mais les symptômes s'aggravent rapidement (ce qui rappelle l'évolution de la piqûre de la tarentule).
* Furoncles et autres foyers d'infection similaires, notamment quand la période d'incubation est longue, qu'ils semblent évoluer lentement et arrivent ensuite à maturité de façon excessive et brutale.
* Région affectée dure et violacée qui provoque une douleur cuisante.
* Zone enflée et congestionnée circonscrivant le furoncle.

URTICA

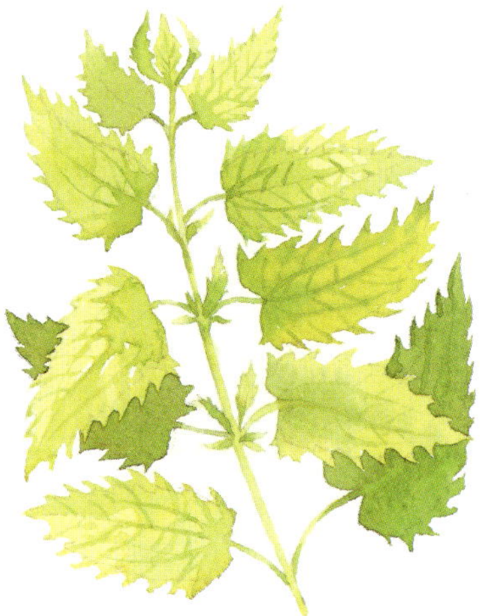

Problèmes traités par Urtica

Brûlures, morsures d'insectes et piqûres, urticaire ainsi qu'éruption miliaire ou gale.

Origine et actions

Urtica est le nom savant de l'ortie commune. Le remède est extrait de la plante en pleine floraison. Il traite en particulier diverses affections cutanées qui se traduisent par des piqûres évoquant celles de l'ortie. Il favorise aussi la lactation chez les femmes allaitantes.

Symptômes caractéristiques

* Brûlures mineures, morsures, piqûres et démangeaisons cutanées.
* Symptômes développés dans le cadre d'une réaction allergique, aux fruits de mer par exemple.
* Urticaire ou désagréments cutanés du même ordre, avec picotements et démangeaisons cuisantes.
* Problèmes d'allaitement avec baisse de lactation.

VERATRUM ALBUM

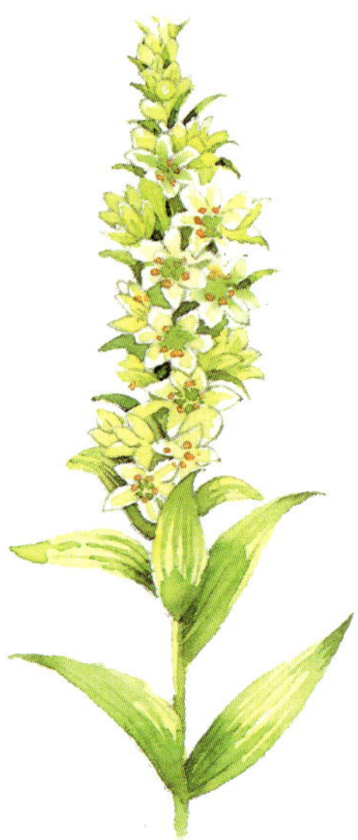

Problèmes traités par Veratrum album

Essentiellement diarrhées et vomissements ainsi que d'autres désordres digestifs.

Origine et actions

Le remède Veratrum album est une préparation extraite des racines de l'éllébore ou varaire blanc. Les homéopathes l'utilisent largement pour traiter les maladies chroniques ou à long terme, mais c'est aussi un remède bien connu des deux extrémités de l'appareil digestif. Il s'avère ainsi de tout premier ordre pour des maladies telles que le choléra ou la dysenterie.

Symptômes caractéristiques

* Vomissements violents et incessants avec diarrhées ou encore diarrhées seules (en prenant les premières mesures d'urgence nécessaires).
* Extrême frilosité et grande faiblesse.
* Soif impérieuse, et apparemment inextinguible, d'eau glacée pourtant souvent suivie des vomissements.
* Transpiration abondante et froide, surtout frontale.
* Grande envie de fruits acides ou piquants, de citrons, de sel et de glace.
* Aggravation des symptômes par temps froid.

VERBASCUM

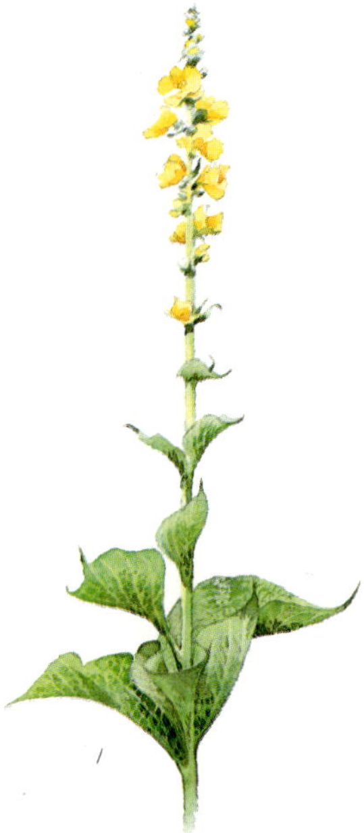

Problèmes traités par Verbascum

Otites de toutes sortes, chez les enfants comme les adultes.

Origine et actions

Le remède Verbascum est extrait du bouillon blanc qui pousse à peu près partout en Europe comme en Amérique du Nord.

Symptômes caractéristiques

* Toutes les otites.
* Névralgies faciales avec sensation de tenailles.

ZINCUM

Problèmes traités par Zincum

Asthénie, insomnie, dermatoses chroniques.

Origine et actions

Zincum est obtenu à partir du zinc. C'est le remède de l'asthénie physique et psychique due au surmenage ou à des maladies éruptives ou infectieuses.

Symptômes caractéristiques

* Épuisement, dépression, compréhension lente.
* Insomnie avec mouvements incoercibles des jambes.
* Dermatoses chroniques : eczéma, psoriasis.
* Aggravation des symptômes par les excitants et le vin, par des traitements médicamenteux prolongés.
* Symptômes nerveux améliorés par l'apparition d'une éruption.

La trousse d'urgence homéopathique

Certains des quelque soixante remèdes homéopathiques détaillés dans ce livre trouvent leur place dans votre trousse d'urgence alors que d'autres présentent des propriétés plus ou moins restreintes qui ne sont utiles qu'à titre tout à fait exceptionnel.

Une vingtaine de remèdes, ainsi que deux crèmes et teintures suffisent à composer votre trousse d'urgence de base. Les remèdes énumérés en colonne de droite sont sans aucun doute les plus importants.

Pour les informations concernant leur manipulation et leur commercialisation, voir plus loin et p. 51.

La trousse de base

Granules (5CH, 9CH ou 30CH)

Aconit
Apis
Arnica
Arsenicum album
Belladona
Bryonia
Chamomilla
Ferrum phosphoricum
Gelsemium
Hepar sulfur
Hypericum
Ignatia
Ledum palustre
Lycopodium
Mercurius
Nux vomica
Phosphorus
Pulsatilla
Ruta

Crèmes et teintures

- Crème Arnica
- Crème Calendula

pour les coupures et les irritations
- Teinture Euphrasia, diluée

pour applications oculaires.

Nécessaire complémentaire

En plus de ces remèdes homéopathiques, il est nécessaire de disposer de bandes, de sparadrap, d'une pince à épiler, de ciseaux à bouts ronds ainsi que d'un antiseptique à appliquer localement.

Entreposez les remèdes dans un lieu sec et frais, à l'abri d'émanations telles que camphre, menthe, eucalyptus ou parfums. Il est aussi recommandé de les tenir à l'écart des vibrations et des rayonnements électromagnétiques émis par la TV, les ordinateurs et les équipements du même genre. Les remèdes ainsi protégés peuvent se garder indéfiniment. Rangez-les bien hors de portée des enfants, même s'ils ne sont pas toxiques.

Remèdes supplémentaires

En fonction de vos besoins spécifiques vous pouvez adjoindre d'autres remèdes à votre trousse d'urgence. Par exemple, si votre enfant est sujet à des coliques, vous ajoutez les remèdes Colocynthis et Magnesia phosphorica. Eupatorium est utile si quelqu'un de votre famille souffre régulièrement de grippe. En cas de crises d'hémorroïdes régulières, procurez-vous la crème Hamamelis ou Aesculus. Drosera, Spongia et Rumex trouvent leur place en cas de crises de toux fréquentes récidivantes.

Remèdes constitutionnels

Vous êtes désormais capable d'identifier votre type constitutionnel, ou celui de vos enfants, en vous aidant des descriptions détaillées dans le guide et en notant les divers effets des remèdes durant la maladie. Une fois le remède déterminé, constituez-en un stock que vous garderez en réserve.
Vous pouvez bien entendu demander l'avis d'un homéopathe quant à l'automédication éventuelle, et cela compte tenu de la détermination de votre typologie et de celle de votre entourage (enfants comme adultes).

Force des granules

Les granules en 5CH, 9CH ou 30CH sont généralement disponibles dans les pharmacies. Les 5CH sont à prendre plus souvent et plus régulièrement.
Voir informations complémentaires en pp. 16 et 17.

Prise des granules

Versez les granules dans le bouchon doseur puis mettez-les dans votre bouche, sous la langue et laissez-les fondre. Évitez de toucher les granules avec les doigts. Ne remettez jamais les granules dans un tuble après les avoir touchés.

La prise est en général de trois granules.
Le dosage est le même pour le nourrisson, l'enfant ou l'adulte.

Où trouver les remèdes ?

Consultez les pages jaunes de votre annuaire et demandez conseil à votre homéopathe pour obtenir l'adresse d'une pharmacie homéopathique spécialisée. La plupart des grandes pharmacies proposent toutefois un rayon homéopathique souvent suffisant et peuvent vous fournir de précieux conseils.
Si les remèdes ne sont pas disponibles sur place, le pharmacien les commandera sous 12 ou 24 heures. Tous ces remèdes sont très peu coûteux et sont remboursés par la Sécurité sociale.

Crédits photographiques

- Fonds propre de l'éditeur : pp. 9, 19, 23, 29, 33, 54, 69, 85, 97, 117
- Heather ANGEL : p. 127
- Denis BOWN (Films Oxford Scientific) : p. 108
- Geoff DORE (Agence Bruce Coleman) : p. 65
- Steve GREGORY (Agence Bruce Coleman) : p. 65
- Clem HAAGNER (Agence Ardea London Ltd) : p. 60
- Michael FOGDEN (Films Oxford Scientific) : p. 82
- Michael JONES (Collections A-Z Botanical, Ltd) : p. 123
- John MASON (Agence Ardea) : p. 134
- Ellen MOORCRAFT : pp. 37, 39, 41, 43, 45, 47
- Tony MORRISON : p. 13
- Stan OSOLINSKI (Films Oxford Scientific) : p. 132
- Edward PARKER : p. 118
- Richard REVELS (Photos Natural Science) : p. 105
- D. YENDALL (Photos Natural Science) : p. 79

INDEX

Principales entrées en **gras.**
Illustrations en *italiques.*

Imprimé en Italie par
Nuovo Istituto Italiano d'Arti Grafiche Bergamo